Dr. Susanne Müller-Egloff

Deine Schwangerschaft

Tag für Tag

Wertvolle Ratschläge, Infos und Ideen

arsEdition

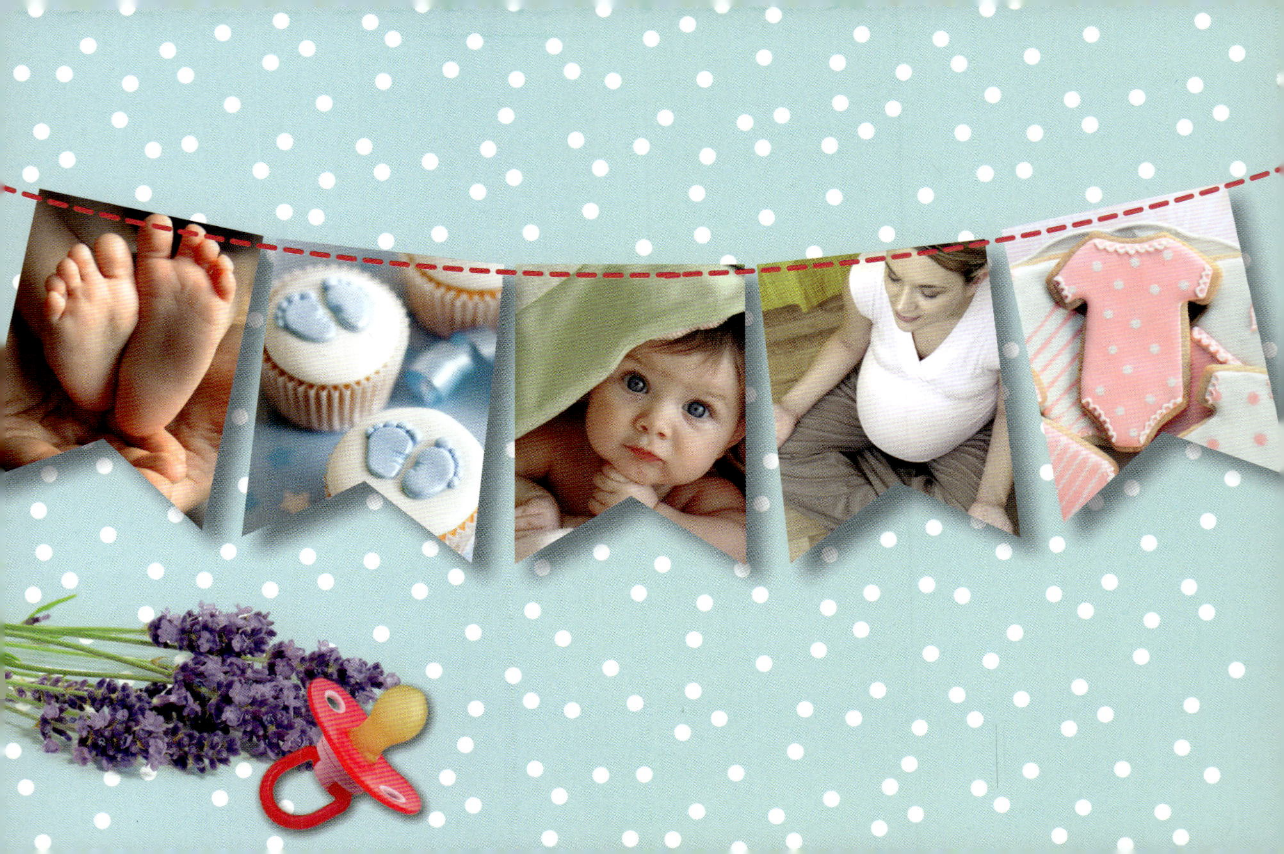

Gratulation, Sie sind schwanger!

Vor Ihnen liegen viele Tage voller freudiger Erwartung – doch bis der kleine Schatz in Ihren Armen liegt, gibt es viel vorzubereiten und zu bedenken.

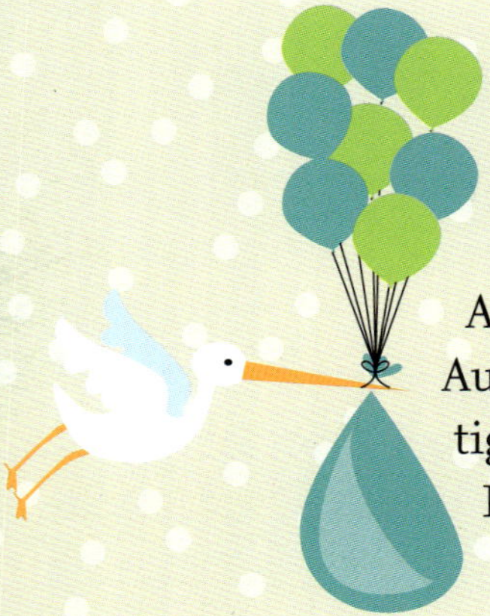

Woche für Woche erlebe ich in der Praxis, was werdende Mütter beschäftigt und interessiert, welche Sorgen, Ängste und Erwartungen sie haben. All diese Erfahrungen sind in »Deine Schwangerschaft – Tag für Tag« eingeflossen. Als kleiner Lichtblick für jeden Tag steht Ihnen dieses Aufstellbuch in allen Phasen Ihrer Schwangerschaft mit wichtigen Informationen, wertvollen Ratschlägen und kreativen Inspirationen zur Seite.

Geschafft – der Geburtstermin ist erreicht!

Wenn Sie Ihr Baby nicht schon in den Armen halten, kann es nicht mehr lange dauern.

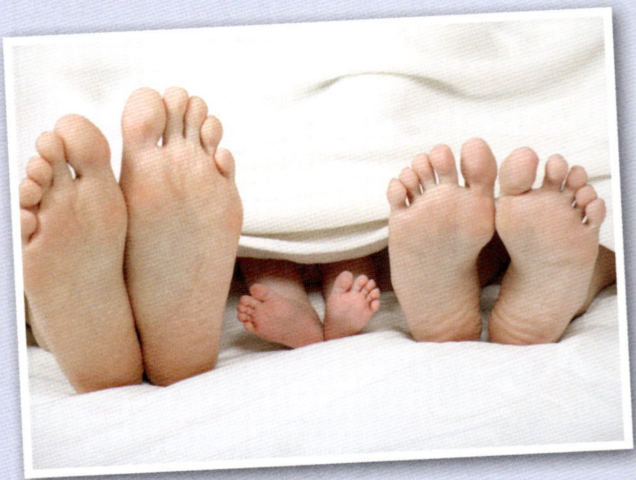

Sie werden von heute an mindestens jeden zweiten Tag entweder bei Ihrem Frauenarzt oder in der Geburtsklinik genau untersucht, damit Sie und Ihr Baby die wenigen Tage bis zur Entbindung gesund und sicher überstehen.

Wir gratulieren zu 280 zurückgelegten aufregenden Tagen und wünschen Ihnen alles Glück der Welt im nächsten Kapitel Ihres Abenteuers – als junge, wachsende Familie!

Wie dieser Aufsteller funktioniert

- Die Seitenzahlen links unten geben die Reihenfolge vor, in der Sie dieses Aufstellbuch durchblättern sollen. Auf den Seiten 4–7 finden Sie allgemeine Informationen zu den Vorsorgeuntersuchungen, die Ihnen als werdende Mutter zustehen.
- Danach (S. 8–14) folgt eine Zusammenfassung der ersten Schwangerschaftswochen bis zum ersten sichtbaren Herzschlag des Embryos.
- Ab der 8. Woche (S. 15) beginnt der Countdown »Tag für Tag«, am Anfang jeder Woche mit Informationen zum Gedeihen des Babys und zum Befinden der Mutter. Darauf folgen zum Schwangerschaftsalter passende informative Ratschläge und kreative Ideen.
- Am ersten Tag jedes Monats gibt es einen Überblick über die wichtigsten Ereignisse und Termine, die in den nächsten vier Wochen auf Sie zukommen.
- Orientierung bietet der Balken am linken Seitenrand: Hier stehen der aktuelle Monat, die Schwangerschaftswoche sowie die Anzahl der Tage, die Ihnen im Durchschnitt bis zur Entbindung bleiben. Falls Sie unsicher sind über Ihr genaues Schwangerschaftsalter, werfen Sie einfach einen Blick in Ihren Mutterpass. Dort notiert Ihr Frauenarzt bei jedem Termin die Schwangerschaftswoche und den Tag (siehe S. 5).

Folgende Rubriken werden Ihnen regelmäßig begegnen:

Was mit dem Baby passiert *Was mit mir passiert* *Ratschläge für mich*
Sonstige Infos *Rezepte* *Basteln* *Wellness*

Wer keine Zimtsterne mag oder die Kalorien einsparen möchte, kann diesen Tee versuchen:

Zutaten

- eine kleine Ingwerknolle, in dünne Scheiben geschnitten
- eine Ceylon-Zimtstange
- Honig

Ingwer-Zimt-Tee

So wird's gemacht:

- 200 ml Wasser aufkochen.
- Ingwer und zerbrochene Zimtstange überbrühen, 10 Minuten ziehen lassen.
- Nach Belieben mit Honig süßen.

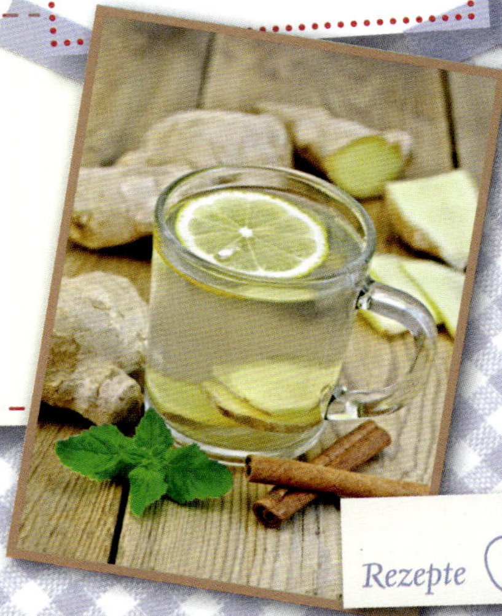

Mutterpass und Vorsorgeuntersuchungen

In den Mutterschaftsrichtlinien bestimmt der Gesetzgeber die Untersuchungen und Beratungen, die einer werdenden Mutter bei Arzt oder Hebamme zustehen. Diese überwachen sowohl die Gesundheit der Mutter, als auch das sichere Gedeihen des Kindes. Alle Untersuchungsergebnisse werden übersichtlich im Mutterpass dokumentiert; dieser wird der Patientin meist beim zweiten Vorsorgetermin ausgehändigt.

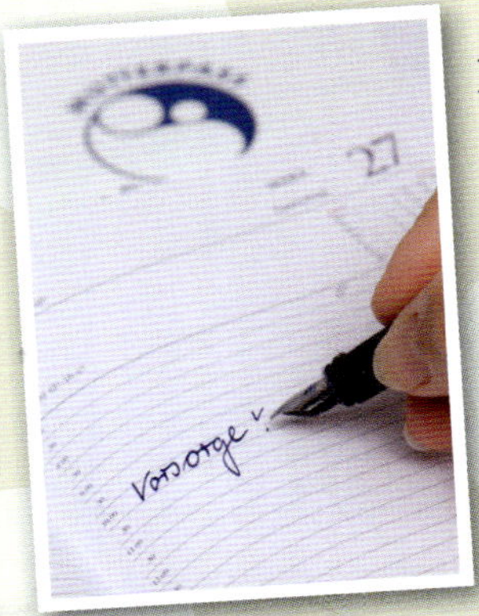

Die Vorsorgeuntersuchungen finden bis zur 32. Woche im Regelfall alle vier Wochen, danach alle zwei Wochen statt. Der Mutterpass sollte nach Möglichkeit immer greifbar sein, damit auch im Notfall alle wichtigen Informationen weitergegeben werden können.

Zimt gilt in der Naturheilkunde als wehenfördernd – probieren Sie's aus!

Zimtsterne

Zutaten

- 3 Eiweiß
- 250 g Puderzucker
- 1 Päckchen Vanillezucker
- 1 TL gemahlener
- Ceylon-Zimt
- ca. 400 g gemahlene Haselnüsse oder Mandeln

So wird's gemacht:

- Backofen auf 140 °C vorheizen.
  Eiweiß steif schlagen, Puderzucker sieben und unterrühren, 2–3 EL dieser Masse in eine kleine Schüssel zur Seite stellen.
- Vanillezucker, Zimt und Nüsse oder Mandeln vorsichtig unterrühren.
- Arbeitsfläche mit Puderzucker einstäuben, Masse ca. 1 cm dick ausrollen.
- Sterne ausstechen und auf ein mit Backpapier ausgelegtes Blech setzen. Mit der restlichen Eischnee-Zucker-Masse bestreichen und ca. 25 Minuten auf mittlerer Schiene backen.

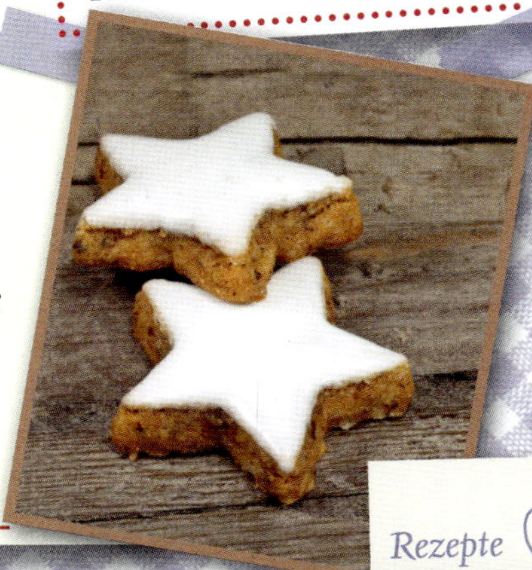

Was bei jeder Vorsorge untersucht und im Mutterpass notiert wird

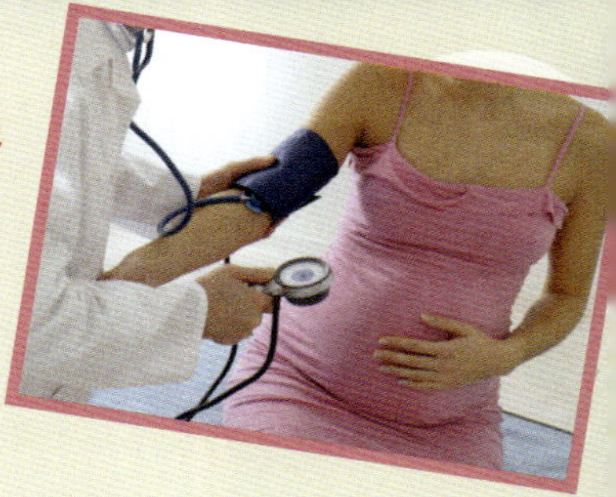

- **Schwangerschaftsalter** in Wochen und Tagen (z. B. 5 Wochen und 6 Tage, also der letzte Tag der 6. Schwangerschaftswoche = 5+6 SSW)
- **Gewichtskontrolle** zum Ausschluss einer zu raschen ernährungsbedingten Gewichtszu- oder -abnahme, aber auch im Hinblick auf Wassereinlagerungen als Zeichen einer beginnenden Schwangerschaftsvergiftung
- **Blutdruckmessung** zum Ausschluss einer schwangerschaftsbedingten Bluthochdruckerkrankung
- **Urinkontrolle** zum Ausschluss einer Blasenentzündung, einer Nierenfunktionsstörung und (bedingt) einer Zuckererkrankung
- **Hb-Wert-Kontrolle** zur Überwachung der Konzentration des roten Blutfarbstoffs (Hämoglobin); ein niedriger Wert deutet auf Eisenmangel hin.
- **Lagekontrolle** des Kindes
- **Kontrolle des Gebärmutterwachstums** als indirektes Maß des Kindswachstums
- **Vaginale Untersuchung,** um den Verschluss des Muttermundes zu überprüfen und vaginale Infekte rechtzeitig zu erkennen

Wann und wie werden die Schulmediziner aktiv?

Wenn Mediziner befürchten, dass Kind oder Mutter durch eine Fortdauer der Schwangerschaft in Gefahr geraten könnten, wird die Geburt eingeleitet. Diese Methoden werden nur in der Geburtsklinik selbst angewandt.

- **Öffnen der Fruchtblase:** Wenn der Muttermund schon durch Vorwehen eröffnet ist und das Köpfchen im Becken sitzt, reicht manchmal nur das Anritzen der Fruchtblase, um die Geburtswehen in Gang zu bringen.
- **Prostaglandin:** Dieses Hormon bewirkt ein Erweichen des Muttermundes und wird beim natürlichen Geburtsbeginn vom Körper selbst ausgeschüttet. Es kann in Form von Gel, Tabletten oder mittels eines Rückhol-Tampons am Muttermund aufgebracht werden.
- **Oxytocin**: Der Wehentropf führt dem Körper das eigentliche Wehenhormon zu; die Dosierung wird über einen Tropf gesteuert. Oft werden die Wehen allerdings sehr schmerzhaft und die Frauen benötigen eine PDA.

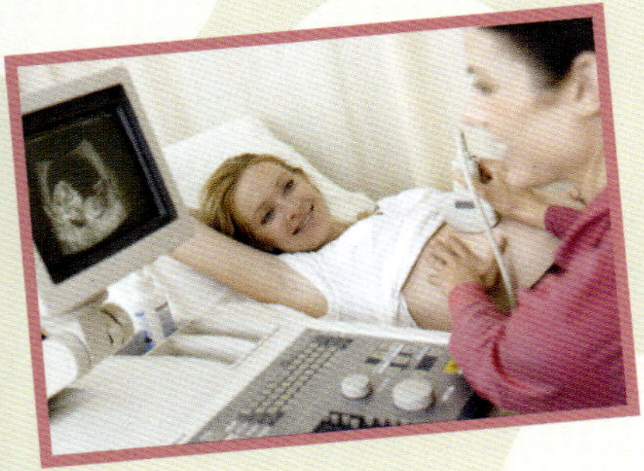

Besondere Untersuchungen nach Mutterschaftsrichtlinien

Ultraschalluntersuchungen

Die Screenings, wie Ultraschalluntersuchungen genannt werden, finden um die 10., 20. und 30. Woche statt.

- Das 1. Screening dient der Feststellung der Schwangerschaft (auch der Anzahl der Embryonen) sowie einer frühen Organkontrolle.
- Im 2. Screening werden Wachstum, Organanlage und deren Funktion überprüft.
- Das 3. Screening überprüft insbesondere die Versorgung und das Gedeihen des Kindes.

Labordiagnostik

- Die Blutgruppe mit Rhesusfaktor bzw. der Antikörper-Suchtest (AKST) überprüft Blutgruppenunverträglichkeiten, die für das Kind gefährlich werden könnten.
- Ebenfalls untersucht wird die Immunität bezüglich ausgeheilter oder frischer Infektionen: Syphilis (Lues), Röteln, Hepatitis B, Chlamydien und – mit Einverständnis der Patientin – HIV (AIDS).
- Ein Zuckerbelastungstest dient zum Ausschluss einer drohenden oder unerkannten Zuckerstoffwechselstörung (siehe S. 158).

Natürliche Geburtseinleitung

Die Hebammenkunst kennt viele Mittel, um eine Geburt anzustoßen; allesamt wirken die Mittel – wenn überhaupt – nur an der natürlich wehenbereiten Gebärmutter.

- Rizinusöl: sehr effektiv, aber viele Schulmediziner raten ab, da schwere Durchfälle bei der Mutter auftreten können
- Homöopathie: Caulophyllum D6 3–4-mal täglich 3–4 Globuli
- Nelkentampons: 3-mal täglich über eine Stunde vaginal einführen
- Akupunktur: wöchentlich ab der 36. Woche – Studien zeigen, dass sich der Geburtsverlauf eventuell verkürzt
- Fußreflexzonenmassage: mit sanftem Druck den Außenknöchel umstreichen
- Eipollösung/Muttermundmassage: Arzt oder Hebamme massiert den Muttermund – kann wehtun!
- Last, but not least: Sex! Im Sperma des Mannes ist das Hormon Prostaglandin enthalten, das die Wehentätigkeit anregt.

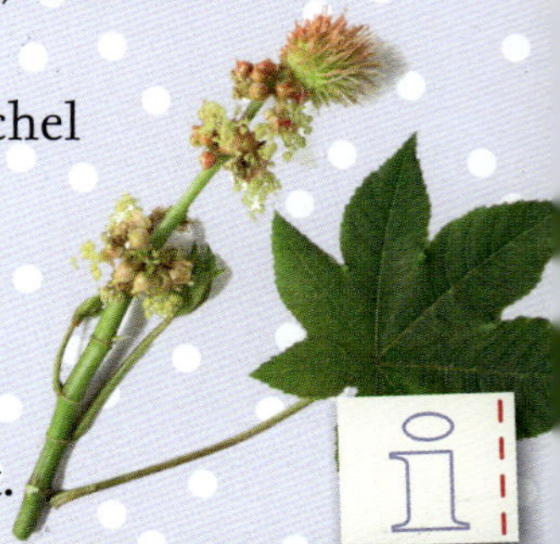

Untersuchungen, die nicht in den Mutterschaftsrichtlinien enthalten sind

- weitere Blutuntersuchungen, die den Immunstatus zu bestimmten Infektionskrankheiten klären, insbesondere Toxoplasmose, Listeriose, Zytomegalie, Ringelröteln und Windpocken
- Abstrichkontrolle auf vaginale Infektion vor der Geburt (B-Streptokokken)
- Schilddrüsenhormonwertkontrolle
- zusätzliche Ultraschalluntersuchungen, z. B. Nackenfaltenmessung, zur Geschlechtsbestimmung oder zur Abschätzung des Geburtsgewichts

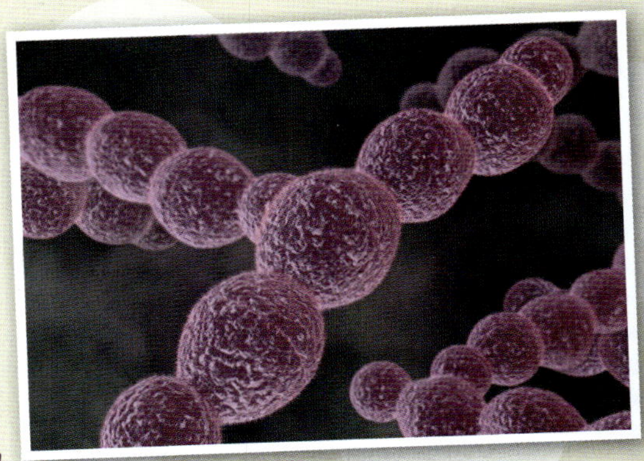

B-Streptokokken können die gefürchtete Neugeborenensepsis verursachen.

Was, wenn ich übertrage?

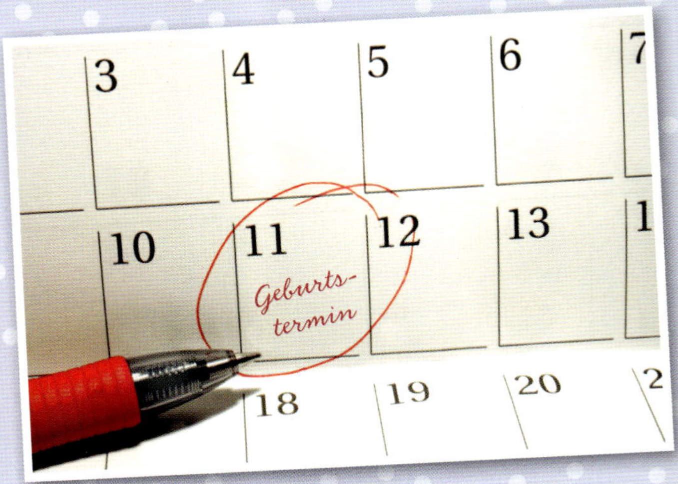

Von einer echten »Übertragung« sprechen wir erst, wenn das Baby 10–12 Tage nach dem errechneten Termin noch nicht geboren ist. Der errechnete Termin wird im Zweifel anhand der frühen Ultraschallbilder noch mal genau überprüft. Tatsächlich steigt die Rate kindlicher Komplikationen ab diesem Zeitpunkt deutlich an, weshalb spätestens dann genau abgewogen wird, ob eine Geburtseinleitung in Angriff genommen werden muss.

Der Anfang vor dem Anfang …

… liegt zwei Wochen vor der eigentlichen Zeugung am ersten Zyklustag bzw. am ersten Tag der Regelblutung – zu diesem Zeitpunkt nämlich beginnt der erste »große Wettlauf« in den Eierstöcken der Mutter. Schon in dieser Phase der Eizellreifung spielt die ausreichende Folsäureversorgung der Mutter eine wichtige Rolle – die Einnahme von 800 µg täglich mindestens vier Wochen vor Schwangerschaftseintritt sind ideal.

In den Eierstöcken bereiten sich zunächst 15 bis 20 Eizellen auf einen möglichen »Absprung« vor und wachsen in kleinen Eibläschen heran. Die Eizelle »springt«, die im größten Eibläschen herangereift ist. Meist geschieht dies um den 14. Zyklustag (beim 28-Tage-Zyklus). Manchmal gibt es auch einen Doppelsieg: Zwei Eibläschen wachsen gleich schnell und schicken gleichzeitig je eine Eizelle auf die Reise in die Gebärmutter – so entstehen dann eventuell zweieiige Zwillinge.

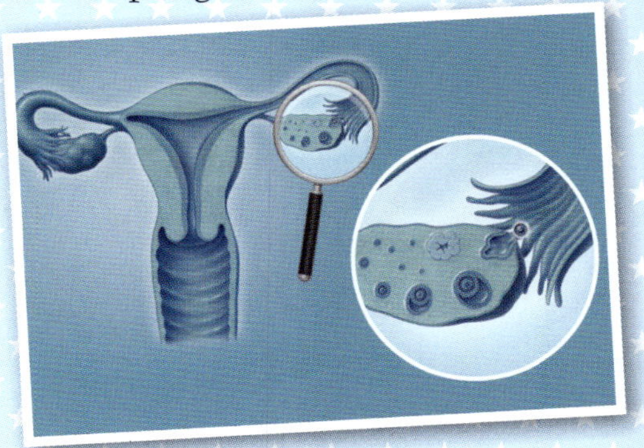

Die Ungeduld wächst – da wird Ablenkung großgeschrieben!

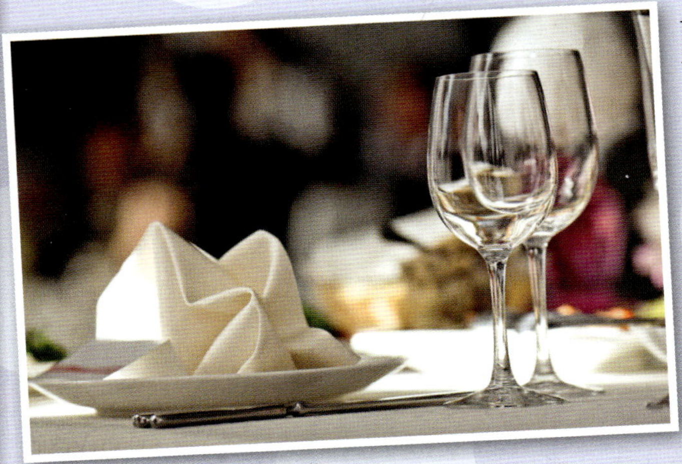

Ungeduld und Unruhe steigen, bei jeder Senkwehe fragen Sie sich: Geht's jetzt los? Unruhige Nächte sind oft Vorboten, dass es nicht mehr lange dauern kann. Verschaffen Sie sich Ablenkung: Verabreden Sie sich zum Essen, lassen Sie sich von Freunden verwöhnen, gehen Sie noch mal ins Kino; gut möglich, dass Sie all diese Dinge in Kürze nicht mehr so selbstverständlich unternehmen können!

Gehen Sie mit Ihrem Liebsten schön essen – wer weiß, wann Sie wieder Gelegenheit dazu haben …

Ratschläge für mich !

Jetzt geht's los!

Am Ende der 2. bzw. Anfang der 3. Woche findet der zweite »große Wettlauf« statt: Die Samenzellen machen sich auf den Weg! Dieses Rennen ist besonders knifflig, denn nur dem ersten Samen, der die Eizelle in den 24 Stunden nach dem Eisprung im Eileiter erreicht, wird Einlass gewährt. Da gibt es Schnellläufer, die für die Strecke vom Muttermund zum Eileiter Stunden brauchen, oder aber auch extreme Trödler, die sich bis zu sieben Tage Zeit lassen können. Nicht unbedingt der Schnellste gewinnt, sondern der, der genau zum richtigen Zeitpunkt am richtigen Ort ankommt.

Das nun befruchtete Ei wandert durch den Eileiter und nistet sich vier bis sechs Tage später in der Gebärmutter ein. Eine leichte Blutung (Einnistungsblutung) zu diesem Zeitpunkt wird manchmal mit einer verfrühten Regelblutung verwechselt und kann zu Verwirrung führen. Spätestens der Schwangerschaftstest Anfang der 5. Woche sorgt für Gewissheit. Gratulation – Sie sind schwanger!

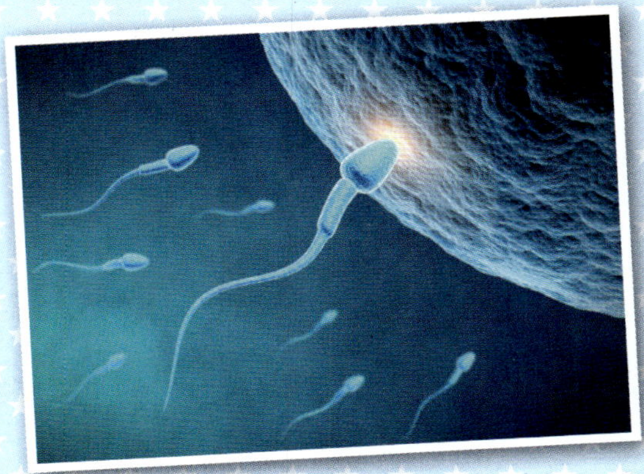

Noch nicht »fest im Becken«? Keine Sorge!

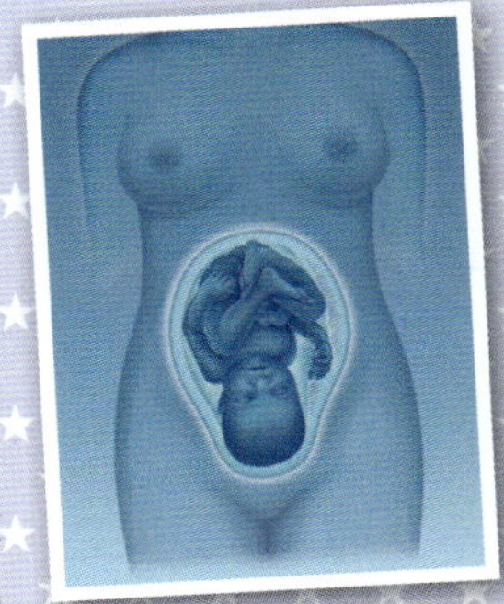

Geburtshelfer können von der Position, die Ihr Baby vor Geburtsbeginn im Becken einnimmt, leider nicht ablesen, wann es losgeht. Es gibt Babys, die bis zum Beginn der echten Wehen nicht fest ins Becken rutschen, etwa weil das Köpfchen eher groß, die Beckenmuskulatur der Mutter sehr stark oder die Bauchmuskulatur der Mutter eher schwach ist. Ein verkürzter oder gar leicht geöffneter Muttermund sind Zeichen dafür, dass die Vorwehen gute Arbeit leisten und die Geburt in nicht mehr allzu weiter Ferne liegt.

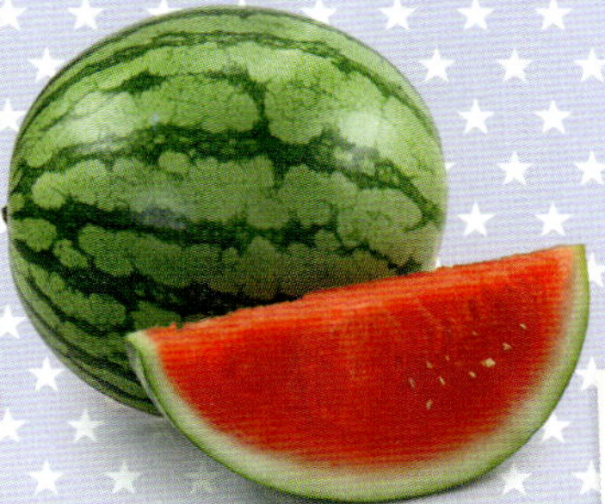

Größe vergleichbar mit einer großen Wassermelone, ca. 51 cm bei 3400–3600 g

Was mit dem Baby passiert

4+0 bis **7+6** SSW

So geht's dem Baby
Die empfindlichsten Prozesse der Organanlage finden jetzt statt.

So geht's mir
Sie beginnen, sich richtig »schwanger« zu fühlen, obwohl man noch gar nichts von außen erkennen kann.

Daran muss ich denken

- Spätestens jetzt mit den empfohlenen Vitamineinnahmen beginnen (siehe S. 13).
- Ersten Termin beim Frauenarzt wahrnehmen.
- Bei Gefahrenstoffexposition am Arbeitsplatz den Arbeitgeber über die Schwangerschaft informieren (siehe S. 39 und 45).

Gipsabdruck vom Bauch

Das wird benötigt:

2–3 breite Gipsbinden (ca. 16 cm) • 5–6 schmale Gipsbinden (ca. 8–10 cm) • Vaseline und Körperöl • Schüssel warmes Wasser • Schere • alte Handtücher und Kissen • bequemer Plastikstuhl oder Gartenliege • ein fleißiger Helfer

So wird's gemacht:

- Den Stuhl mit alten Handtüchern und einem Kissen auslegen und in eine bequeme, leicht zurückgelehnte Position bringen.
- Bauch, Brüste und seitlichen Brustkorb dick mit Vaseline und Öl einfetten.
- Breite Gipsbinden passend zum halben Umfang von Brustkorb und Bauch zuschneiden.
- Ab jetzt muss der Helfer übernehmen: Gipsbinden kurz in Wasser tauchen und glatt über den Körper legen – am Brustkorb anfangen und nach unten bis unter den Bauch arbeiten, dabei die Binden überlappen lassen. Binden zur Verstärkung am Rand nach innen umschlagen.
- Eine zweite Schicht aus breiten Gipsbinden über die erste legen.
- Eine dritte Schicht aus schmalen Gipsbinden aufbringen, dabei besonders auf »dünne« Stellen achten. Falls nötig, mit einer vierten Schicht aus schmalen Binden abschließen.
- Wenn der Gips getrocknet ist, den Abdruck abnehmen. Einige Tage trocknen lassen, wenn gewünscht mit Modellgips glätten und dekorieren.

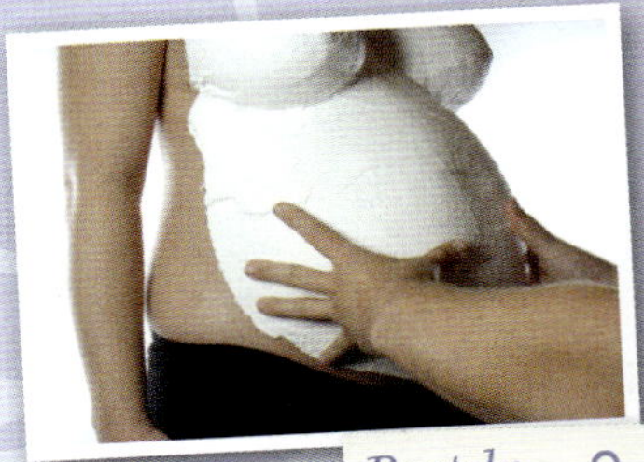

Basteln

Zwei Streifen – und jetzt?

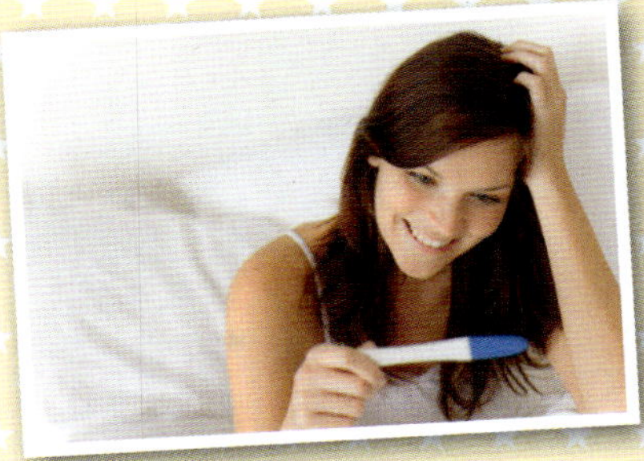

Die Periode ist ausgeblieben, der Schwangerschaftstest positiv. Was nun? Auf zum Frauenarzt? Wenn Sie sich wohlfühlen, lohnt sich etwas Geduld – »Lebenszeichen« kann der Arzt heute sicher noch nicht nachweisen. Doch für die 6. oder 7. Schwangerschaftswoche sollten Sie auf jeden Fall einen Termin vereinbaren.

In der Gebärmutter hat sich die Fruchthöhle gebildet, in der der winzige Embryo heranwächst – in dieser Woche zu einem 1 bis 2 mm großen ovalen Körperchen. Daraus bilden sich die drei Keimblätter, aus denen sich wiederum alle Organe entwickeln. Im Vordergrund steht jetzt die Anlage von Gehirn-/Nervensystem und Herz-/Kreislaufsystem. Einen Herzschlag kann man erst ab der 6. oder 7. Schwangerschaftswoche sehen, wenn das Herz groß genug ist, um als flackernder Punkt im Ultraschallbild erfasst zu werden. Gerade jetzt und in den nächsten Wochen ist es besonders wichtig, gut auf die Schwangerschaft aufzupassen, denn in der Phase, in der die Organe angelegt werden, können äußere Einflüsse besonders schädigend sein.

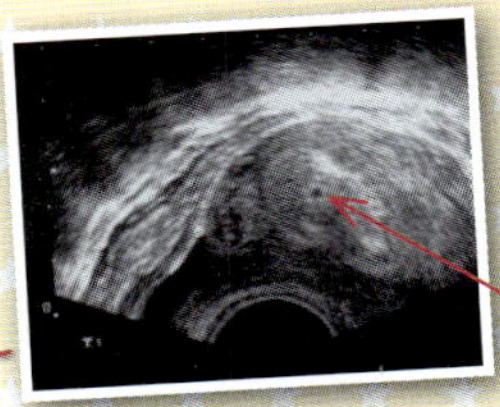

In der Gebärmutter angekommen!
Im Ultraschallbild zeigt sich eine winzige Fruchthöhle.

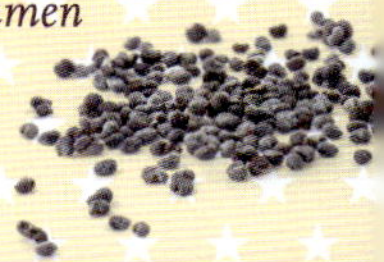

Größe vergleichbar mit einem Mohnsamen

Power-Smoothie

Beeren liefern Antioxidantien und Energie und Joghurt stärkt das Immunsystem für den bevorstehenden großen Tag.

Zutaten

- 100 g Brombeeren
- 100 g Blaubeeren
- eine ausgekratzte Vanilleschote
- 200 g griechischer Joghurt
- 100 ml Milch
- Honig nach Belieben

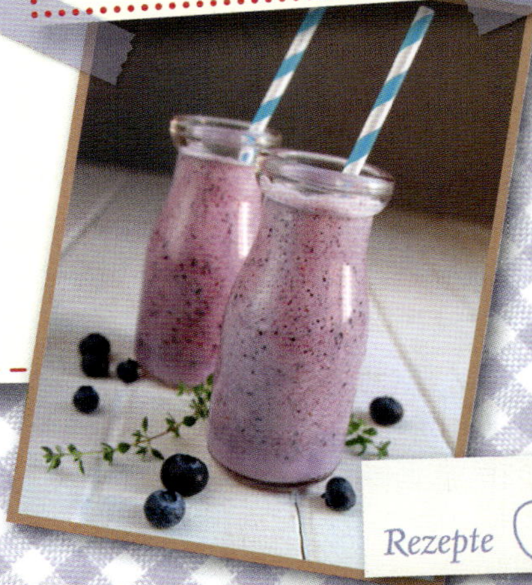

So wird's gemacht:

- Alle Zutaten mit dem Zauberstab oder im Mixer verquirlen. Zum Frühstück oder als Snack zwischendurch genießen.

Die ersten unsichtbaren Herzschläge

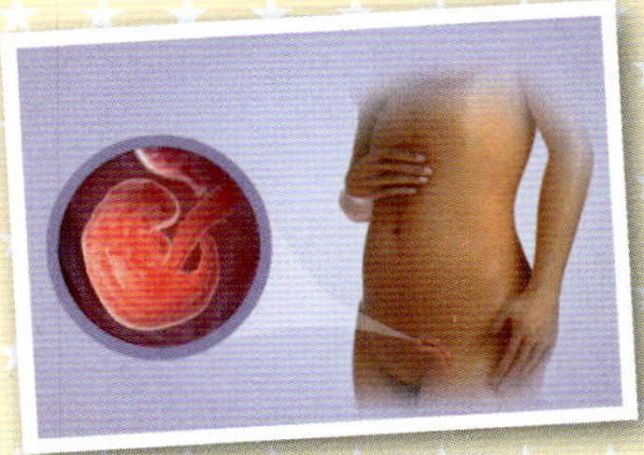

Das Baby ähnelt nun einem gekrümmten Seepferdchen – Kopf und Steiß sind schon eindeutig zu unterscheiden, winzige Arm- und Beinknospen werden angelegt, der Blutkreislauf hat sich gebildet. Die Versorgung übernimmt aber noch der Dottersack (bei der Ultraschalluntersuchung sichtbar als ein ca. 5 mm großer Kringel), weil der Kreislauf des Embryos noch nicht mit dem der Mutter verbunden ist. Die Nabelschnurgefäße werden erst in dieser Woche angelegt und der Mutterkuchen bildet sich aus. Endlich beginnt das winzige Herz mit einer Frequenz von 100–120 Schlägen pro Minute zu schlagen.

Vielleicht spüren Sie zunehmend deutlich die klassischen Zeichen einer Frühschwangerschaft: Unwohlsein, Müdigkeit, Stimmungsschwankungen, Brustspannen – vielleicht aber auch gar nichts? Beides ist völlig normal! Je nachdem, wie geduldig Sie sind – diese oder nächste Woche sollten Sie einen Termin beim Frauenarzt wahrnehmen.

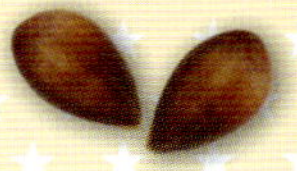

Größe vergleichbar mit einem Apfelkern, ca. 4–6 mm

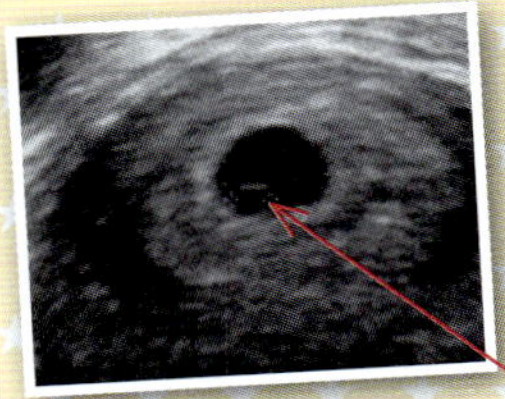

Die Fruchthöhle ist deutlich größer als letzte Woche; am Rande des Dottersacks (im Bild markiert) wird in den nächsten Tagen der Embryo sichtbar.

Wie komme ich in die Klinik?

Einen Krankenwagen müssen Sie nur rufen, wenn Ihr Frauenarzt Sie darauf hingewiesen hat oder eine starke Blutung oder Kreislaufschwäche auftritt. In aller Regel sitzen Babys zur Geburtsreife so tief im Becken, dass ein Transport im eigenen Auto kein Problem darstellt.

Folgendes sollten Sie bereithalten:

- Telefonnummern der Kontaktpersonen, die sich um Geschwisterkinder kümmern werden
- den Klinikkoffer
- ein Moltontuch oder eine wasserdichte Folie, um den Autositz bei eventuellem Fruchtwasserabgang zu schonen

Wenn Ihr »Chauffeur« in der Aufregung bei der Fahrt in die Klinik gegen eine Verkehrsregel verstößt, gilt der Transport unter Wehen nicht zwingend als »rechtfertigender Notstand« – eine Strafmilderung kann zwar im Einzelfall nach Einspruch gewährt werden, ist aber nicht gesichert.

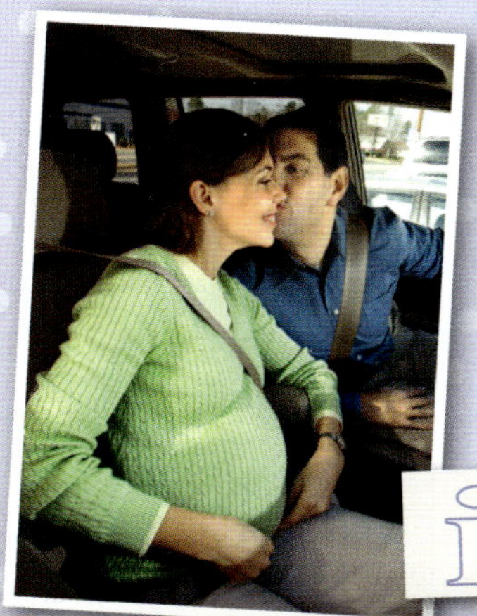

Die ersten sichtbaren Herzschläge

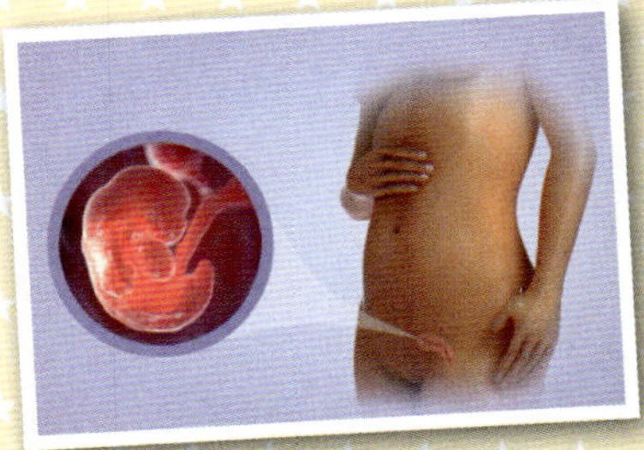

Endlich kann geklärt werden, ob ein gesunder Embryo den Weg in die Gebärmutter gefunden hat, denn ein Herzschlag wird im Ultraschall als kleines Flackern deutlich sichtbar sein. Sollten Sie extreme Unterbauchschmerzen und/oder Blutungen ab der 7. Woche haben, lassen Sie sich unbedingt untersuchen! Diese können Zeichen einer Komplikation – einer Fehlgeburt oder Eileiterschwangerschaft – sein. Weniger bedrohlich, aber auch überraschend ist die Feststellung einer Mehrlingsschwangerschaft. In einem Drittel der Fälle entwickelt sich allerdings einer der Embryonen nicht weiter und verschwindet im Laufe der Zeit – Mediziner sprechen dann vom »vanishing twin«. Nach der Feststellung einer gesunden Schwangerschaftsanlage wird der Frauenarzt Ihren Mutterpass vorbereiten und bei der nächsten Untersuchung aushändigen.

Fragen Sie unbedingt, welche Mikronährstoffe (neben Folsäure) Ihr Arzt für die folgenden Wochen empfiehlt. Eventuell sind Blutspiegel und Hormonwertkontrollen sinnvoll für die richtige Dosierung von Jod, Eisen, B-Vitaminen und gegebenenfalls auch Zink und Vitamin D.

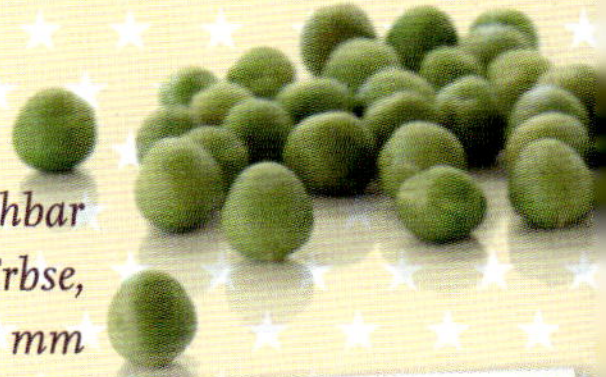

Größe vergleichbar mit einer Erbse, ca. 6–8 mm

Was mit dem Baby passiert

Wann sollten Sie bei nachlassenden Kindsbewegungen zum Arzt?

- Wenn Sie in Linksseitenlage über zwei Stunden weniger als 10 Kindsbewegungen gespürt haben.
- Wenn es auf die vorher aufgeführten »Reize« gar nicht reagiert.
- Wenn Sie zunehmend beunruhigt sind, weil sich nicht nur die »Qualität«, sondern auch die Anzahl der Bewegungen deutlich reduziert hat.

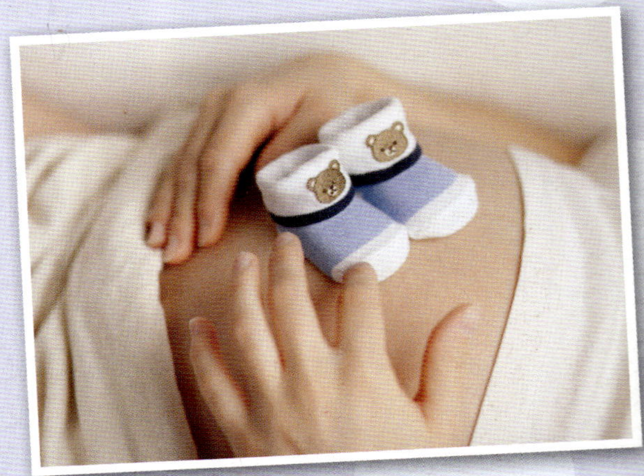

Ratschläge für mich !

2. Monat | 6+6 SSW | noch 232 Tage

Meilenstein

Der erste Herzschlag
ist bestätigt.
Ab jetzt läuft
der Countdown
Tag für Tag!

Tipps bei weniger Kindsbewegungen

Wenn Sie verunsichert sind, weil Sie über längere Zeit die Bewegungen Ihres Babys nicht mehr bewusst gespürt haben, versuchen Sie Folgendes:

- Legen Sie die Füße hoch, gönnen Sie sich eine Kleinigkeit zu essen und entspannen Sie mit Musik, einem Buch oder einer DVD. Ihre Bewegungen schläfern das Baby ein; oft wacht es auf, wenn Sie zur Ruhe kommen und etwas essen.
- Trinken Sie ein eiskaltes Getränk. Je nach Lage spürt das Baby den Temperaturunterschied in Ihrem Magen und strampelt dagegen an.
- Manche mögen's nicht laut: Knallen Sie eine Tür zu oder drehen Sie die Musik laut auf – oft reagieren Babys auf den akustischen Reiz.

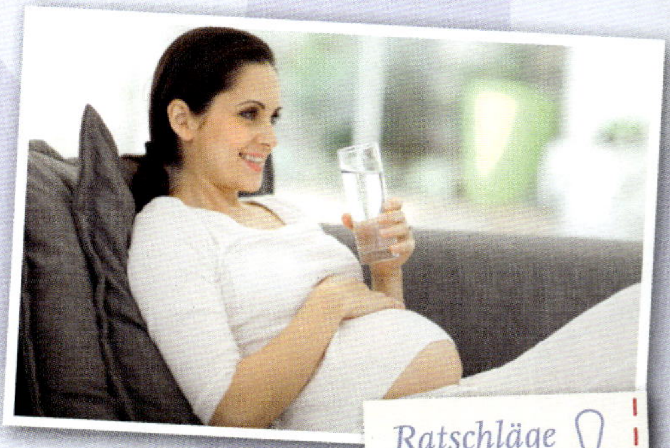

Ratschläge für mich !

Anschluss an den Kreislauf der Mutter

Der kleine Embryo wächst und gedeiht rasant und nimmt zunehmend menschliche Gestalt an. Sein Köpfchen ist überproportional groß, die oberen und unteren Extremitäten deutlich ausdifferenziert und alle Organe rudimentär angelegt. Mutterkuchen und Nabelschnur funktionieren jetzt einwandfrei und haben die Ernährungsfunktion des Dottersacks übernommen. Im Vergleich zur letzten Woche hat sich die Größe des Embryos fast verdoppelt. Die sensibelste Entwicklungsphase für Herz und Gehirn ist überstanden, nun entwickeln sich besonders die Arme, Augen und Ohren weiter.

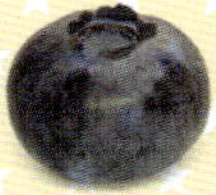

Größe vergleichbar mit einer Blaubeere, ca. 10–12 mm

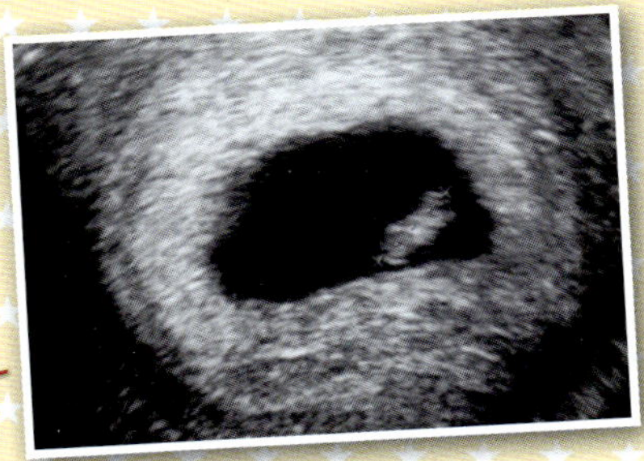

In einer Woche hat der Embryo seine Größe verdoppelt.

Sorge wegen nachlassender Kindsbewegungen

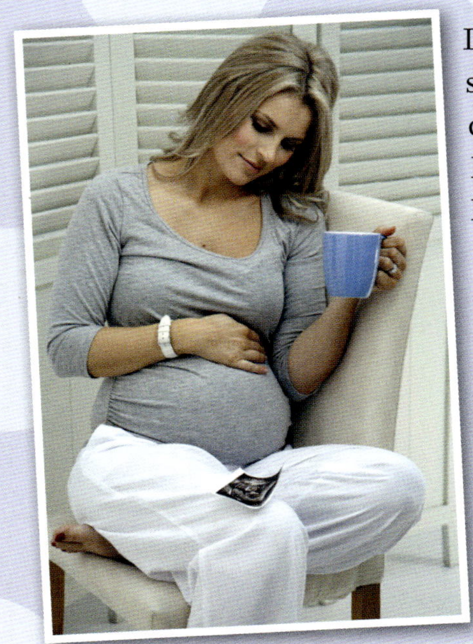

Immer häufiger wird Ihr Bauch hart; er hat sich wahrscheinlich schon etwas gesenkt und drückt mehr auf die Blase als auf den Magen. Machen Sie sich ab und zu Sorgen, weil Sie Ihr Baby nicht mehr so intensiv wahrnehmen? Das ist vollkommen normal und bedingt durch den beschriebenen Platzmangel. Im Zweifel lassen Sie Ihren Frauenarzt die Versorgung des Babys überprüfen.

Ratschläge für mich !

Unangenehme Nebenwirkungen

Embryo und Mutterkuchen (Chorion) produzieren immer mehr Schwangerschaftshormone; diese machen sich bei jedem anders bemerkbar.

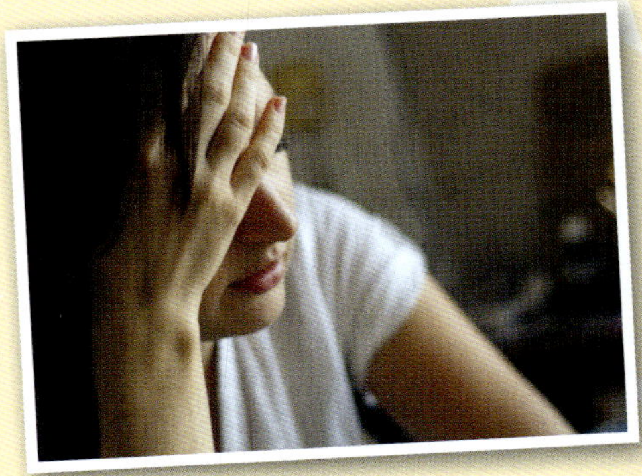

Ein paar typische Symptome sind

- spannende und wachsende Brüste
- veränderter Geschmacks- und Geruchssinn
- häufiger Harndrang (auch nachts)
- Übelkeit
- Bauchspannung oder Blähungen
- unerklärliche Müdigkeit und Erschöpfungsgefühle, vor allem nachmittags

Erbrechen nach fast jeder Mahlzeit, das zu Gewichtsverlust und Austrocknung führt, wird als Hyperemesis bezeichnet und muss medizinisch behandelt werden. Bitte stellen Sie sich unbedingt bei Ihrem Frauenarzt vor!

Was mit mir passiert

Atemgymnastik

Das Baby legt weiter an Gewicht zu und bereitet sich auf ein eigenständiges Leben vor. Dazu gehören auch regelmäßige Atemübungen; bis zu 40-mal pro Minute »atmet« es Fruchtwasser ein und wieder aus. Das stärkt die Zwerchfell- und Rippenmuskulatur, auf die das Kleine bald zur Sauerstoffversorgung angewiesen sein wird. Abgesehen davon bewegt es sich wegen des zunehmenden Platzmangels immer weniger.

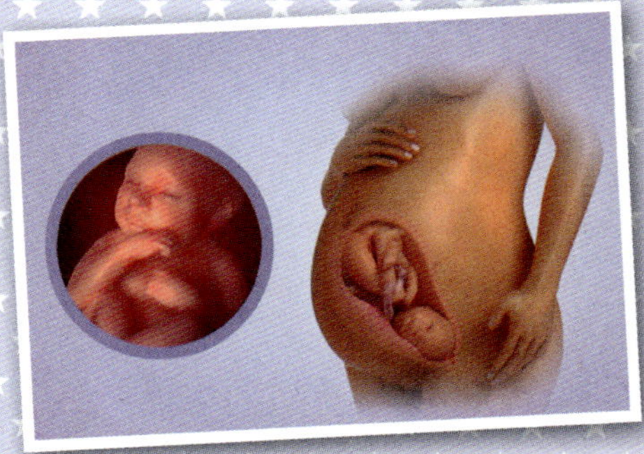

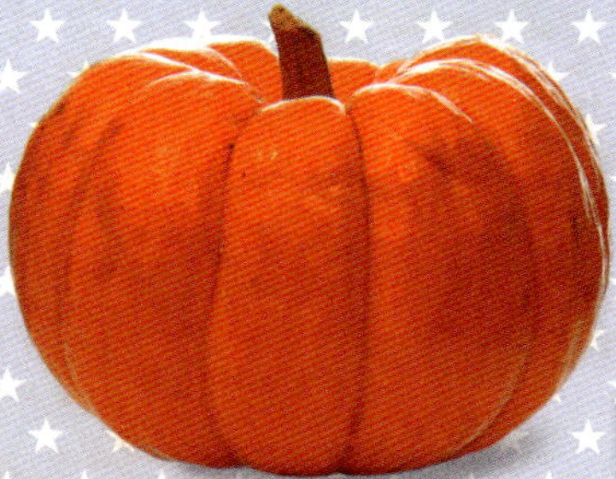

Größe vergleichbar mit einem Halloween-Kürbis, ca. 49 cm bei ca. 3250 g

Was tun bei Übelkeit?

Auch wenn Sie mit flauem Magen weniger essen als sonst: Die Kalorienzufuhr reicht in der Regel für die Versorgung der Schwangerschaft aus. Die vom Frauenarzt empfohlenen Mikronährstoffe (siehe S. 13) nicht vergessen.

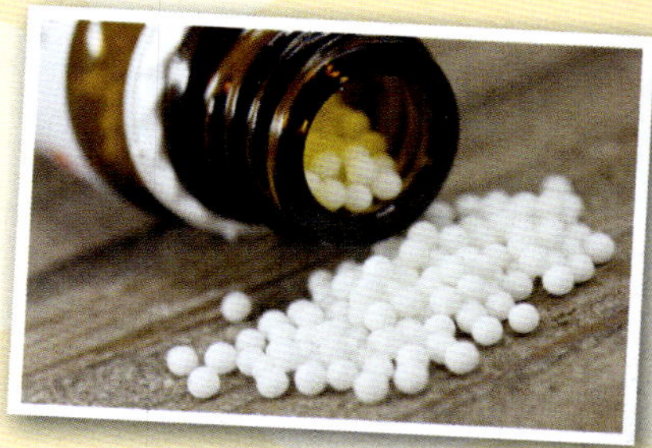

Gegen das flaue Gefühl und Blähungen helfen:

- kleinere aber häufigere Mahlzeiten
- schwer verdauliche Rohkost meiden
- mindestens 2 Liter Wasser, Kräuter- oder Früchtetee trinken
- Mandeln
- Ingwer in jeder Form (Tee, Kekse, kandiert, eingelegt …)
- Nux vomica Globuli oder Vitamin-B-Präparate (z. B. Nausema) aus der Apotheke
- Akupressurbänder an den Handgelenken (siehe S. 20)

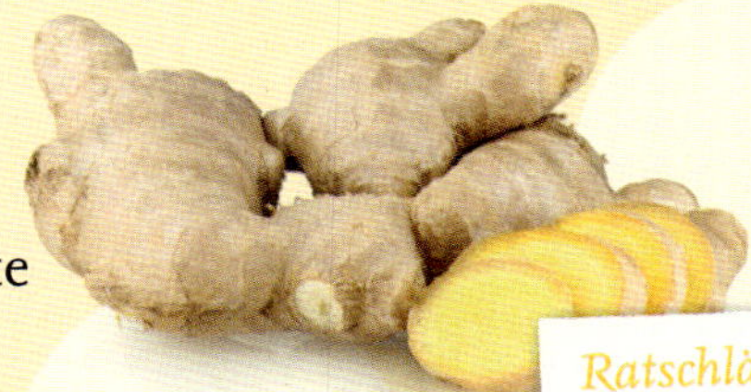

Ratschläge für mich !

Einzigartiger Babybody

Das wird benötigt:

Babybody (Größe 56 oder 62) • Deko nach Wunsch: Stoffmalfarbe, Stempel, Bügelapplikationen, Schablonen (z. B. das Krokodil auf dieser Seite) ...

So wird's gemacht:

- Body vorwaschen.
- Falls Sie das Krokodil als Schablone verwenden wollen: Krokodil auf Papier abpausen und ausschneiden, mit Stoffmalfarbe auf den Body übertragen.
- Sonstige Deko aufmalen oder aufbügeln; Stoffmalfarbe durch Bügeln fixieren.

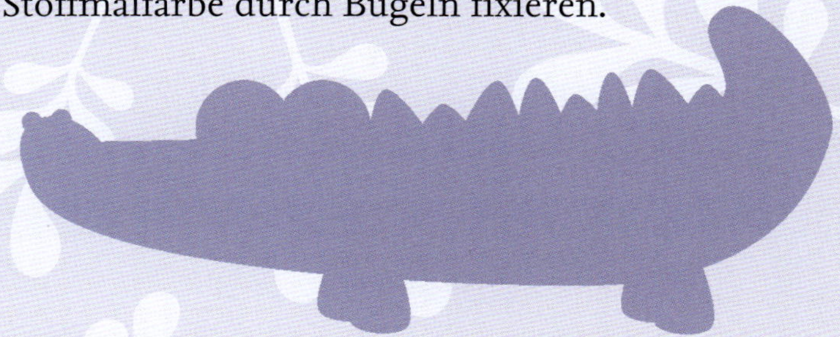

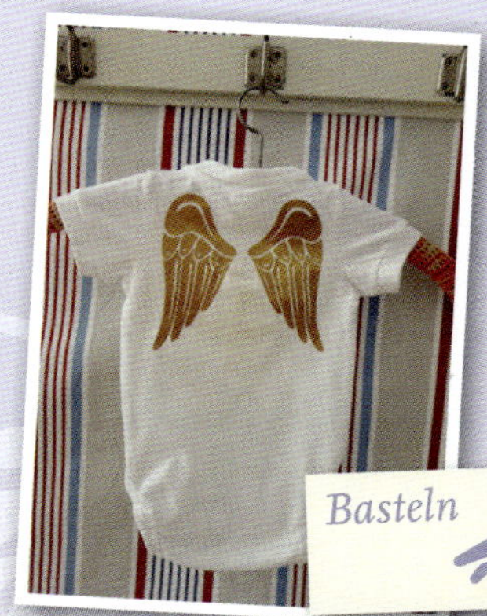

Basteln

Was tun bei anderen Nebenwirkungen?

Folgende Tipps können helfen, weitere unangenehme »Nebenwirkungen« der neuen Hormonüberflutung zu lindern:

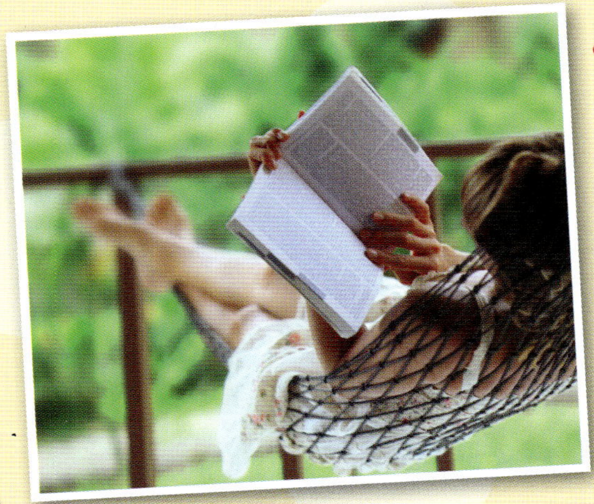

- Zur Unterstützung der Brust einen festen BH tragen, möglichst bequem und eventuell auch ohne Bügel.
- Möglichst viel Bewegung an der frischen Luft hält Ihren Kreislauf in Schwung.
- Gegen die Müdigkeit der ersten Monate ist leider kein Kraut gewachsen.

Gönnen Sie sich Pausen, sooft es geht!

Ratschläge für mich !

Haferkekse für die Kliniktasche

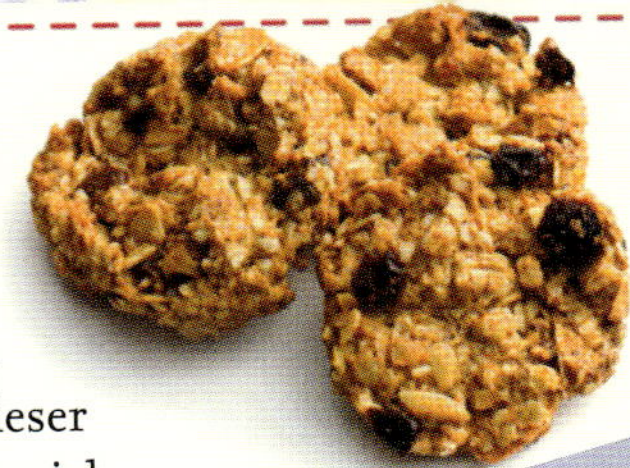

Eine Geburt kann sich über viele Stunden hinziehen – falls Sie oder Ihr Partner in dieser Zeit Hunger bekommen sollten, freuen Sie sich bestimmt über diese selbst gebackenen Kekse!

So wird's gemacht:

- Ofen auf 175 °C vorheizen.
- In einer Schüssel Haferflocken, Mehl, Zimt, Speisenatron und Salz gut mischen.
- In einer zweiten Schüssel Zucker mit dem Grafschafter Goldsaft verrühren. Butter und Vanillezucker hinzugeben und mit dem Rührgerät schaumig schlagen. Ei unterrühren.
- Bei niedriger Stufe die Mehlmischung unter die Buttermischung geben.
- Wenn gewünscht, die Rosinen hinzufügen.
- Falls Sie Zeit haben, den Teig ca. 2 Stunden im Kühlschrank ruhen lassen. Sie können die Plätzchen aber auch gleich backen: Teig löffelweise abstechen, auf ein mit Backpapier ausgelegtes Backblech setzen, Plätzchen etwas platt drücken, 10–12 Minuten backen.

Zutaten

- 150 g kernige Haferflocken
- 100 g Mehl
- ¾ TL Zimt
- ½ TL Speisenatron
- ½ TL Salz
- 145 g Zucker (oder Vollrohrzucker)
- 1 EL Grafschafter Goldsaft
- 140 g Butter (Zimmertemperatur)
- 1 Päckchen Vanillezucker
- 1 Ei (Größe L)
- 100 g Rosinen (wenn gewünscht)

Ingwertee gegen Übelkeit

So wird's gemacht:

- Wasser aufkochen.
- Ingwer schälen, in dünne Scheiben schneiden und mit kochendem Wasser übergießen. 10 Minuten ziehen lassen.
- Ingwer entfernen, nach Geschmack frisch gepressten Zitronensaft und Honig zugeben. In kleinen Schlucken trinken.

Zutaten

- ca. 1 cm daumendicke Ingwerwurzel
- 200–300 ml Wasser
- 1 Zitrone
- Honig

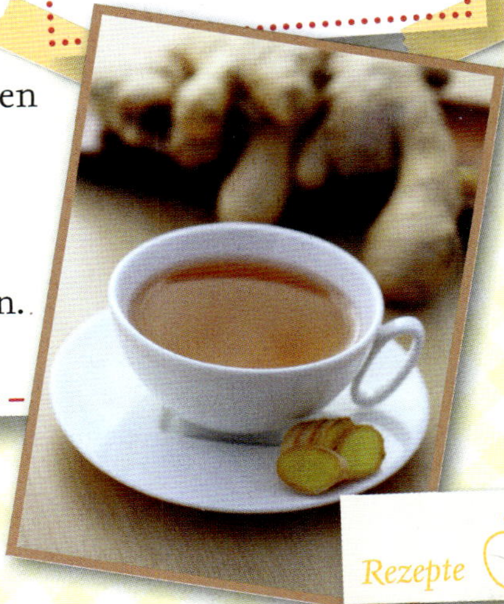

Schmerzmedikation unter der Geburt

Jede Frau erlebt den Geburtsschmerz anders. Eine Geburt ganz aus eigener Kraft zu bewältigen, ist eine erhebende Leistung. Setzen Sie sich aber nicht zu sehr unter Druck, indem Sie dies als Ihr unbedingtes Ziel definieren – sonst werden Sie möglicherweise zu Unrecht enttäuscht, wenn Sie auf Schmerzmedikation zurückgreifen.

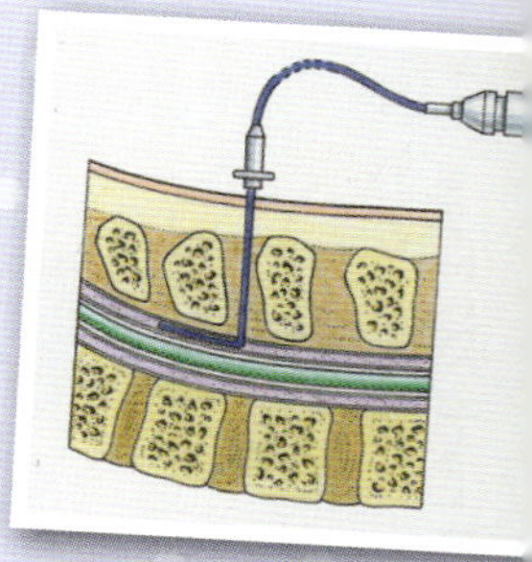

Für die PDA wird ein winziger Katheter vorsichtig zwischen die Wirbelkörper rückenmarksnah eingefädelt, ohne die innere Rückenmarkshaut zu durchstoßen.

Sie haben die Wahl …

Natürliche Schmerzerleichterung:

- Massagen
- Entspannungsübungen
- Akupunktur
- Bewegung und Stellungswechsel
- warmes Wasser
- Homöopathie
- Aromatherapie

Schulmedizinische Schmerzerleichterung:

- Schmerztropf
- PDA bzw. Spinalanästhesie (rückenmarksnahe Segmentbetäubung)
- Pudendus-Blockade (örtliche Betäubung am Beckenboden)
- Lokalanästhesie (bei der Naht von Geburtsverletzungen)

Akupressurbänder gegen Übelkeit

Das wird benötigt:

ofenhärtende Modelliermasse (z. B. FIMO) • elastisches Gummiband, mindestens 15–20 mm breit, alternativ Schweißbänder • Nadel und Garn, ggf. Nähmaschine

So wird's gemacht:

- Aus der Modelliermasse zwei gut 1 cm große Kugeln formen, zu Halbkugeln flach drücken.
- Mit einer dicken Nadel fünf Löcher in Sternform stechen.
- Die Halbkugeln nach Packungsanleitung im Ofen aushärten.
- Falls Sie keine Schweißbänder verwenden, die elastischen Gummibänder vorbereiten: Zwei Bänder abschneiden, die unter leichtem Zug um Ihr Handgelenk passen (nur leicht dehnen, sonst sitzen sie zu fest!).
- Die Bänder jeweils zusammennähen.
- An der Innenseite die ausgehärteten »Perlen« mit der flachen Seite zum Stoff gelegt festnähen.

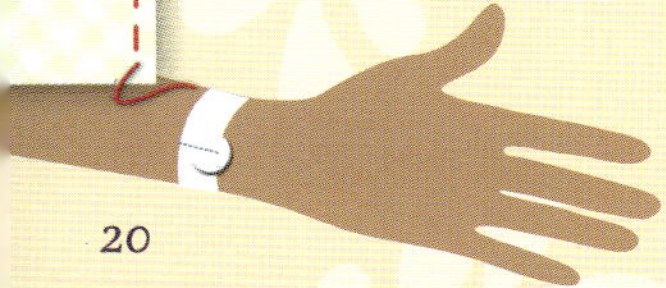

Die Druckperlen sollten vom Handgelenk aus 3 Querfinger nach oben gemessen am inneren Unterarm getragen werden.

Basteln

Spontangeburt oder Kaiserschnitt?

Aufgrund des Selbstbestimmungsrechts darf eine Mutter im Regelfall mitentscheiden, wie ihr Kind geboren wird.
Da es natürlich Situationen gibt, in denen eine Spontangeburt ausgeschlossen ist (z. B. wenn der Mutterkuchen vor dem Muttermund liegt), sind Mediziner dazu verpflichtet, die Mutter darüber aufzuklären, welche Risiken für Mutter und Kind abzuwägen sind. Übrigens: Wenn Sie aufrichtig Angst vor der Spontangeburt haben, wird diese sehr ernst genommen und gilt auch als medizinischer Grund für einen Kaiserschnitt. Ein Wunschkaiserschnitt ist nur der, den sich die Mutter aus terminlichen oder anderen privaten Gründen wünscht. Es steht dem Arzt frei, diesem Wunsch nachzukommen oder ihn unter Umständen auch abzulehnen.

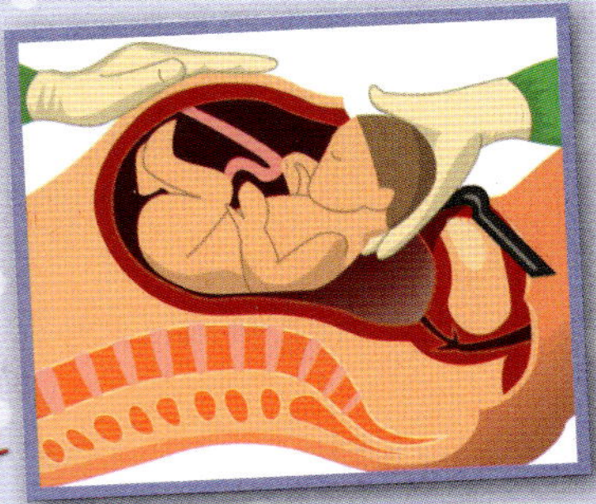

Heutzutage werden Kaiserschnittentbindungen möglichst nah am errechneten Entbindungstermin geplant.

Entspannungsbad für Leib und Seele

Die Basisöle machen die Haut streichelweich, die ätherischen Öle beruhigen sanft. Pro Vollbad ca. 2–3 EL in das einlaufende Badewasser geben.

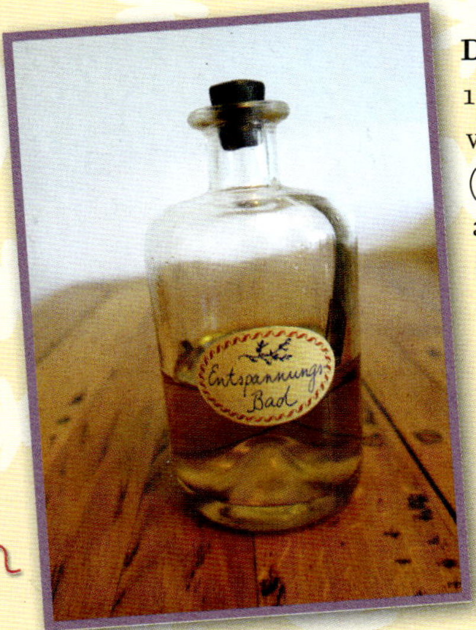

Das wird benötigt:
100 ml Olivenöl • 30 ml Jojobaöl • 30 ml Mandelöl • 10 ml Lavendelöl • 5 ml Bergamotteöl • 5 ml Melissenöl • 20 ml Mulsifan (ein Emulgator, der verhindert, dass das Öl in einem »Teppich« auf dem Badewasser schwimmt) • sauberes Gefäß mit Verschluss (Fassungsvolumen ca. 200 ml)

So wird's gemacht:
Alle Zutaten abmessen, vermischen, mit einem Trichter in das vorbereitete Gefäß abfüllen.
Die Menge reicht für etwa 10 Vollbäder, Haltbarkeit ca. 2–3 Monate.

Wellness

Der Abschied naht

Jetzt bricht wieder eine besondere Zeit an. Jede Mutter erlebt diese Wochen ganz unterschiedlich, aber auf jeden Fall als ein Wechselbad der Gefühle: Ruhe, Ungeduld, Freude und Angst wechseln sich ab. Albträume sind keine Seltenheit und, wie schon erwähnt, Ausdruck Ihrer zunehmenden inneren Anspannung.

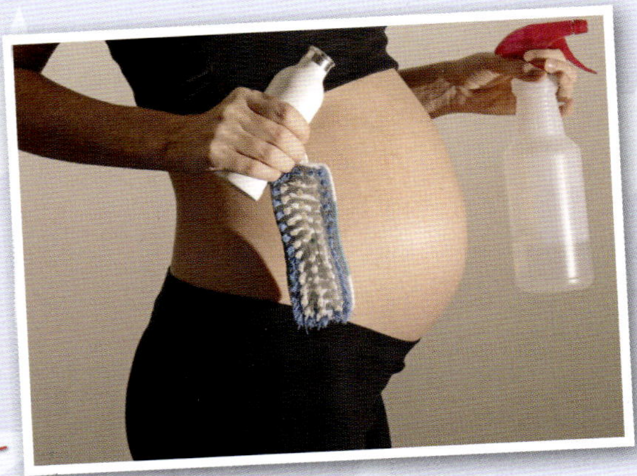

Wenn Sie der Nestbauinstinkt plötzlich noch mal dazu treibt, alle Schränke und Schubladen durchzusortieren, passen Sie auf, dass Sie sich nicht übernehmen.

Was mit mir passiert

8+0 bis 11+6 SSW

So geht's dem Baby
Die Organanlage wird vervollständigt.

So geht's mir
Brustspannen, Blähbauch, Übelkeit – die Zeit scheint stillzustehen. Am Ende des Monats ist die Gebärmutter etwa so groß wie eine Nektarine.

Daran muss ich denken
- Vorsorgetermin mit erstem Ultraschallscreening vereinbaren.
- Gegebenenfalls Termin für Nackentransparenzmessung planen.
- Eventuell telefonisch in Geburtsklinik oder Geburtshaus anmelden.

Ready to go!

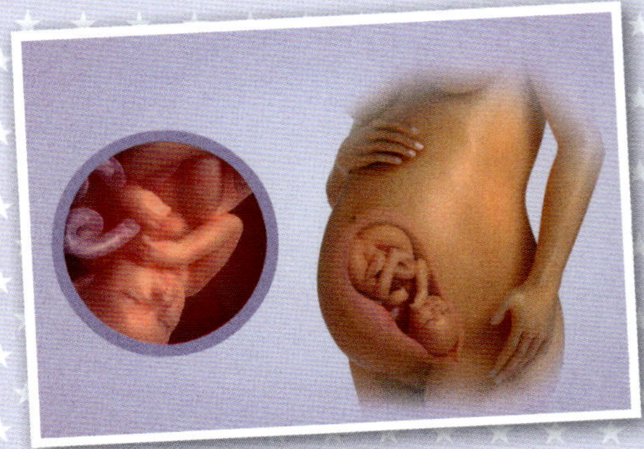

Alle Organe sind funktionstüchtig, die Sinne sind wach, die Käseschmiere ist bis auf Reste verschwunden, und das Baby hat genügend Fettpolster gebildet, um bei Raumluft stabil seine Körpertemperatur zu halten. Rund 90 % der Babys kommen innerhalb der nächsten 5 Wochen zur Welt, insgesamt aber nur 4 % genau am errechneten Geburtstermin. Also bitte nicht ungeduldig werden!

Größe vergleichbar mit einer asiatischen Wachsmelone, ca. 48 cm bei ca. 3100–3200 g

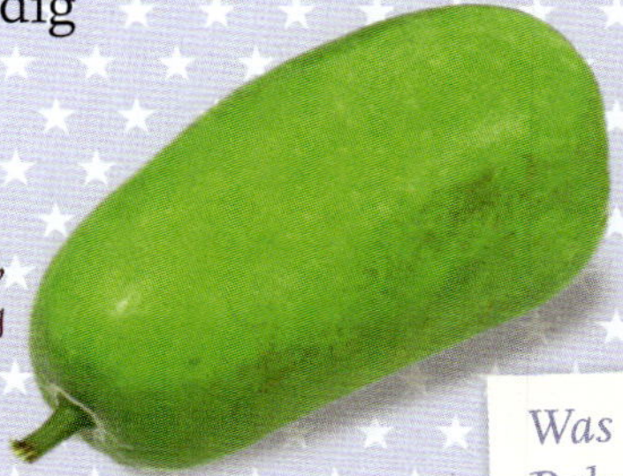

Besonders kritische Tage

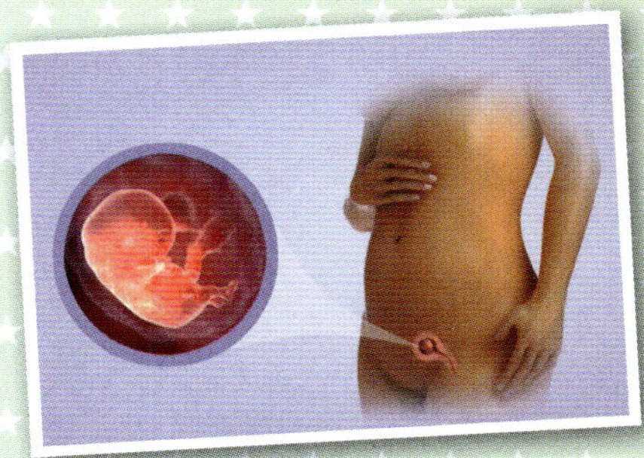

Gratulation! Heute beginnt der 3. Monat!
In dieser Woche differenzieren sich alle Organe weiter aus. An den Händen werden Finger erkennbar. Die Organe des Verdauungssystems machen einen Entwicklungsschub. Besonders spannend: Auch das Nervensystem und die Muskeln beginnen ihr Zusammenspiel, und damit kommt es schon zu den ersten Bewegungsübungen! Trotzdem sprechen wir noch von der Embryonalzeit, denn die Organe sind noch nicht alle genau an ihrem Platz und die Entwicklung ist deshalb besonders störanfällig. Bis ca. zwei Wochen nach der Befruchtung gilt das »Alles oder nichts«-Prinzip: Erreicht ein schädigendes Agens die Schwangerschaft, so geht sie zugrunde. Wächst der Embryo aber weiter, so hat er keinen Schaden genommen. Generell gilt: Je später in der Schwangerschaft die Entwicklung gestört wird, umso geringfügiger ist die Fehlentwicklung, die verursacht werden kann.

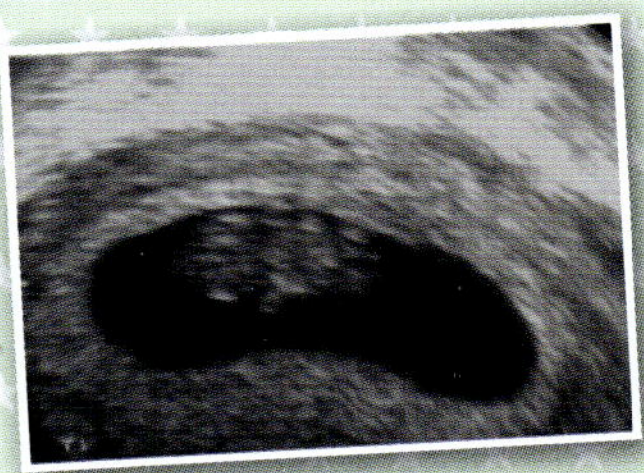

Ein Gummibärchen!
Jetzt sind Kopf-, Rumpf-, Arm- und Beinansätze deutlich zu erkennen.

Größe vergleichbar mit einer Himbeere, ca. 16–24 mm

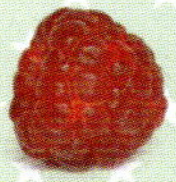

Was mit dem Baby passiert

Meilenstein

Die Geburtsreife
ist erreicht –
sollten die Wehen heute
losgehen, wäre das Baby
keine Frühgeburt
mehr!

Nur 20 mm Baby – und schon ein dicker Bauch?

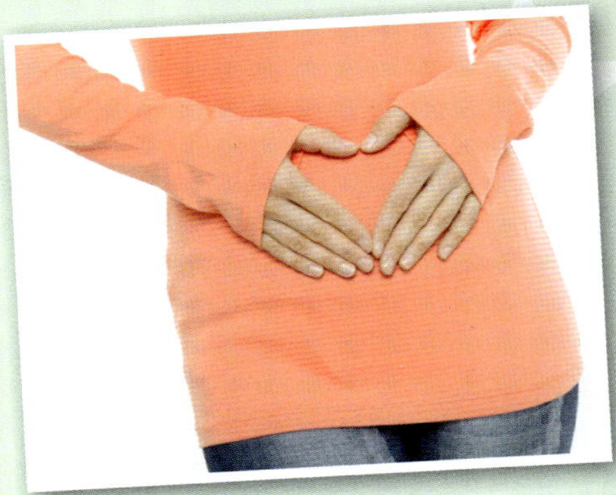

Fühlen Sie sich langsam nicht mehr wohl in ihren alten Lieblingsjeans? Kein Wunder, denn die Gebärmutter beginnt zu wachsen und schiebt den ohnehin geblähten Darm nach oben. Es ist sicher noch zu früh, um Umstandsmode zu besorgen, aber Kleidung mit entspanntem Bund – insbesondere nach Feierabend – mag jetzt schon bequemer sein.

Das Schwangerschaftshormon ß-HCG erreicht in den nächsten Tagen bis Wochen sein Maximum und entsprechend fühlen Sie sich wahrscheinlich auch. Wenn Sie zu den 20 % der Frauen gehören, die keine Übelkeit verspüren, schätzen Sie sich glücklich und genießen Sie die Zeit. Für alle anderen heißt es: durchhalten! Denn es gibt Licht am Horizont – spätestens ab der 12. Woche werden die Hormonwerte wieder sinken. Für die meisten Frauen ist dann Besserung in Sicht.

Was mit mir passiert

Seidiges Erstlingspüppchen

Das wird benötigt:

Seidentuch (pflanzengefärbt oder naturbelassen), ca. 45 x 45 cm • eine gute Handvoll Schafwolle • festes Garn

So wird's gemacht:

- Die Mitte des Seidentuchs durch zweifaches Falten ermitteln, dann ausbreiten.
- Die Wolle zu einem langen Band ziehen und zu einer festen Kugel mit gut 5 cm Durchmesser aufrollen.

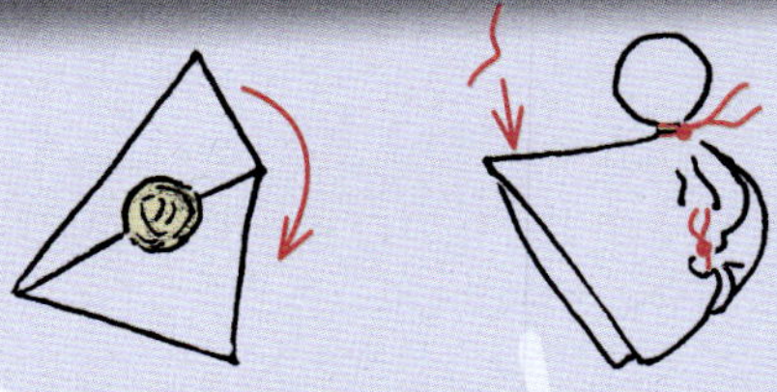

- Die Mitte des Seidentuchs über die Kugel legen, das Tuch mit der anderen Faust unter der Kugel zusammenraffen und möglichst fest darüberspannen.
- Den »Hals« des Püppchens mit dem Garn abbinden und überstehendes Garn abschneiden.
- Die Puppe ablegen, dabei das Tuch Ecke auf Ecke zu einem Dreieck falten.
- An den beiden »Armen« die Enden ca. 4 cm nach innen falten und die »Hände« knoten.

Basteln

Optimale Ernährung und was ab sofort tabu ist

Essen Sie bunt und gesund – und möglichst ein- bis zweimal pro Woche Meeresfisch. Manche Genussmittel, Medikamente und Infektionserreger gefährden das Baby – allen voran Alkohol, Nikotin sowie bestimmte »besiedelte« Nahrungsmittel. Diese Gefahrenstoffe sind zu meiden. Es ist insgesamt allerdings wichtiger, die Wirkmechanismen gefährlicher Schadstoffe bzw. Infektionserreger und deren Übertragungswege zu verstehen (siehe S. 26), als Verbotslisten für Nahrungsmittel auswendig zu lernen. Eine Listeriose wird z. B. mit höherer Wahrscheinlichkeit durch einen schlecht gewaschenen, kopfgedüngten Salat oder falsch gelagerten Wurstaufschnitt übertragen als durch einen Rohmilch-Parmesankäse!

Wichtig! Beachten Sie die allgemein bekannten Hygieneregeln. Kaufen Sie frische Zutaten, lagern Sie diese kühl und nicht zu lange, waschen Sie Rohkost gründlich. Waschen Sie Ihre Hände sooft wie möglich mit Seife – das ist der beste Schutz gegen viele Infektionen.

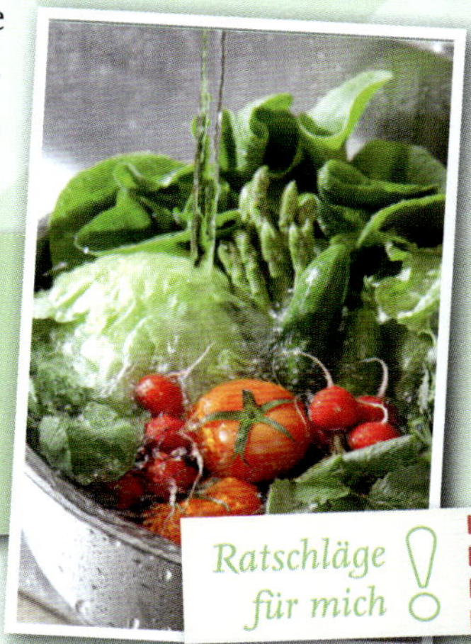

Ratschläge für mich !

Himbeerblättertee

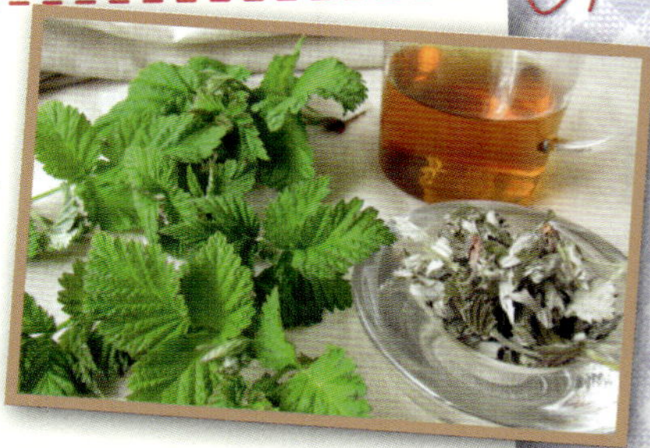

Die Kräuterheilkunde betont seit Generationen den Nutzen von Himbeerblättertee zur Entspannung des Beckenbodens und Verkürzung der Geburt. Schulmedizinisch lässt sich die Wirkung nicht sicher belegen, aber der Tee ist vitaminreich (Vitamin C, Kalzium und Eisen) und schadet – wenn nicht schadstoffbelastet und wie empfohlen dosiert – sicher nicht.

So wird's gemacht:

1 TL Himbeerblätter mit einer Tasse kochendem Wasser überbrühen, 15 Minuten ziehen lassen, nach Geschmack mit Honig süßen.

Ab der 37. Schwangerschaftswoche täglich eine Tasse trinken, dann eine Woche pausieren, tägliche Einnahme in der 39. Schwangerschaftswoche gegebenenfalls wiederholen.

Einige Erreger und Schadstoffe in unserer Nahrung

Erreger/Schadstoff	*Übertragbar durch …*	*Auswirkung*
Listerien	… kopfgedüngtes Gemüse, unpasteurisierte Milchprodukte, Fleisch, Mettwurst oder Aufschnitt, egal ob roh oder gegart. Gedeihen nur im Feuchten, auch im Kühlschrank.	keine bis hin zu Fehlgeburt; in Deutschland jährlich ca. 50 Fälle bei über 600.000 Geburten
Toxoplasmen	… Katzenkot, Oozyten im Erdreich/in Sandkästen/in ungewaschenem Gemüse oder Obst rohes Fleisch bereits infizierter Tiere	keine bis hin zu Fehlgeburt, Schäden den am zentralen Nervensystem und den Augen – mütterliche Erstinfektion in der Schwangerschaft ca. 0,5 %
Salmonellen	… rohes Fleisch (Rind, Schwein, Geflügel), Eierschalen (selten auch im Ei-Inneren), kontaminierte Rohkost	heftige Magen-Darm-Erkrankung bei der Mutter, kein dezidiertes Krankheitsbild beim Kind
Schwermetalle	… regelmäßigen Verzehr von über 300 g belasteten Fischs (v.a. von großen Raubfischen wie Thunfisch, Heilbutt) pro Woche, Kontakt mit giftigen Abfällen wie Batterien und Energiesparlampen	neurologische Schäden, Verhaltensauffälligkeiten

Vorzeitiger Blasensprung und Nabelschnurvorfall

Platzt die Fruchtblase, noch bevor die Wehen einsetzen und noch bevor das Köpfchen des Kindes fest das Becken abdichtet, besteht die theoretische Gefahr eines Nabelschnurvorfalls. In diesem Fall warnen manche Geburtsvorbereiter kategorisch vor dem sitzenden Transport in die Klinik. Tatsächlich ist die Wahrscheinlichkeit eines Nabelschnurvorfalls aber nur selten realistisch erhöht, und zwar

- bei zu viel Fruchtwasser
- bei Mehrlingen
- bei Quer- oder Steißlage
- bei Mehrgebärenden

Beim reifen Kind in Schädellage, wenn der Kopf Bezug zum Becken aufgenommen hat, müssen Sie sich keine Sorgen machen. Trotzdem sollten Sie sich ruhig, aber zügig auf den Weg in die Klinik machen, denn mit dem Blasensprung sollte eine Geburtsüberwachung beginnen.

Ist das wirklich verboten?

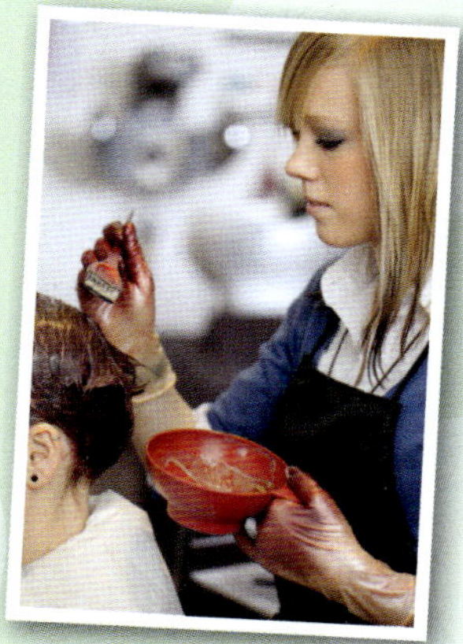

- Solange Sie sich wohlfühlen und der Kreislauf mitspielt, ist ein Vollbad – nicht zu heiß – völlig in Ordnung.
- Saunieren (besser im unteren Bereich der Sauna und nicht allzu lange) schadet dem Baby nicht; meiden Sie eine Überhitzung über 39 °C Körperkerntemperatur.
- Die weitverbreitete Angst vor Haarfärbemitteln ist übertrieben. Lassen Sie sich von Ihrem Frisör beraten.
- Langstreckenflüge sind wegen der erhöhten Thrombosegefahr besonders für vorbelastete Patientinnen nicht ganz unbedenklich – besprechen Sie das Thema mit Ihrem Frauenarzt. Die Strahlenbelastung ist nur bei längeren Strecken erwähnenswert und entspricht der einer Röntgenaufnahme der Lunge. Beruhigend: Auch bei den Schwangerschaften von Flugbegleiterinnen ist keine erhöhte Fehlbildungsrate bekannt.

Ratschläge für mich!

Woran erkenne ich die »echten« Wehen?

Die klassischen Zeichen sind …

- der Abgang des eventuell blutigen Schleimpfropfs, wenn sich der Muttermund öffnet.
- regelmäßige Kontraktionen, die auch im warmen Bad nicht abflachen, sondern stärker und regelmäßiger werden (etwa alle 5 Minuten).
- das Platzen der Fruchtblase (passiert bei nur 10 % der Frauen vor Einsetzen der Wehen).

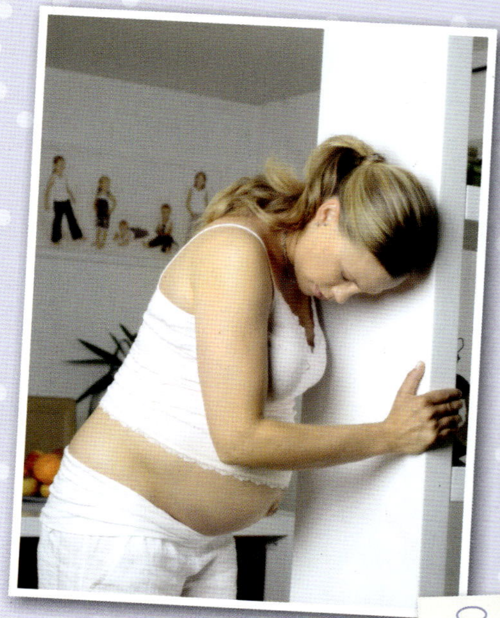

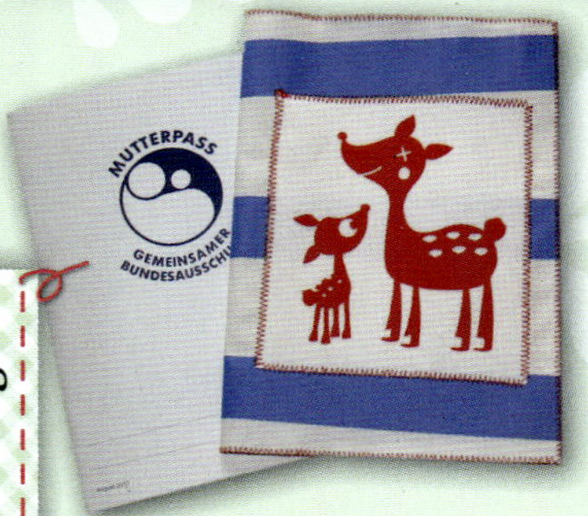

Mutterpasshülle

Das wird benötigt:

Stoff (Wachstuch oder Filz, 47 x 19 cm und 8,5 x 6 cm)
- Dekoration nach Wahl (Bügelbild, Stoffmalfarben o. Ä.)
- Schere
- passendes Garn
- Nähmaschine und -nadeln

So wird's gemacht:

- Beide Stoffrechtecke zuschneiden.
- Das größere Stoffrechteck mit der bedruckten Seite nach unten quer vor sich legen, rechts und links je 10 cm nach innen falzen.
- Das zweite Rechteck mittig quer auf der linken Einschlagklappe feststecken, mit Zickzackstich an den Seiten und unten auf der Klappe festnähen. So entsteht eine kleine Tasche z. B. für Bilder.
- Applikationen aufnähen oder aufbügeln.
  Vorsicht: Bügelmotive können nicht auf Wachstuch direkt aufgebügelt werden!
- Die umgefalzten Einschlagklappen feststecken.
- Die Hülle ringsum mit Zickzackstich umnähen.

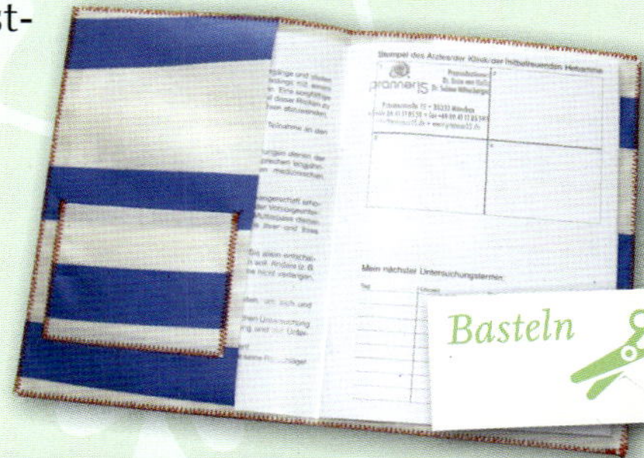

Basteln

Höchstleistung und neue Unsicherheiten

Ihr Herz pumpt nun täglich 80 Liter Blut durch den 500 Gramm schweren Mutterkuchen; diese Anstrengung merken Sie. Wundern Sie sich nicht, wenn Sie sich auch tagsüber erschöpft fühlen …

Sie fragen sich angesichts der bevorstehenden Geburt wahrscheinlich, ob Sie den richtigen Zeitpunkt wahrnehmen werden. Wenn Sie Flüssigkeitsabgang bemerken und unsicher sind, ob es sich um Fruchtwasser handelt, sollten Sie dies in der Klinik oder beim Frauenarzt überprüfen lassen.

Um eine Schwangerschaftsvergiftung rechtzeitig zu erkennen, achtet Ihr Frauenarzt nun besonders auf Gewichtszunahme, Wassereinlagerung und Blutdruck.

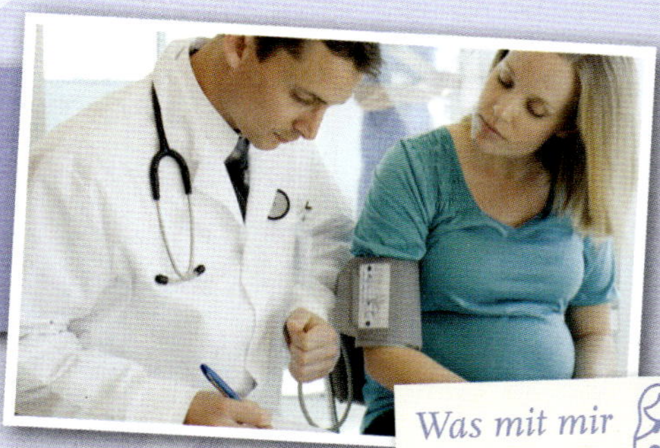

Was mit mir passiert

Die letzte Phase der Embryonalzeit

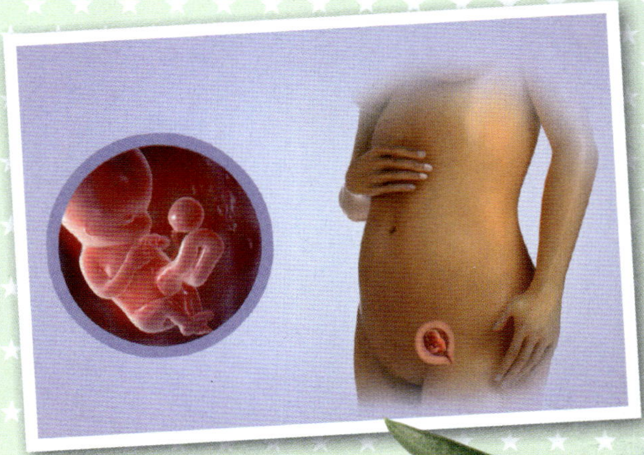

Nun beginnt die letzte Phase der Organanlage, in der vor allem die Nieren und Genitalien einen Entwicklungsschub erleben. Fast alle Organe sitzen nun am rechten Fleck und die Extremitäten – auch Hände und Füße mit Fingern und Zehen – sind deutlich abzugrenzen (die Auflösung der Ultraschallgeräte ist allerdings meist nicht hoch genug, um sie darzustellen).
Augenlider bilden sich aus, die Ohrmuscheln nehmen Form an. Die Bewegungsmuster des Embryos werden differenzierter und die Extremitäten bewegen sich jetzt schon einzeln.

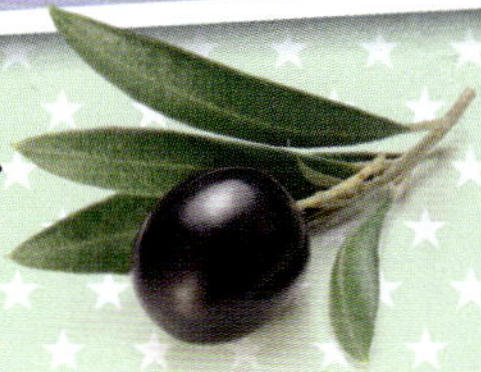

Größe vergleichbar mit einer Olive, ca. 2–3 cm

Babyhaar

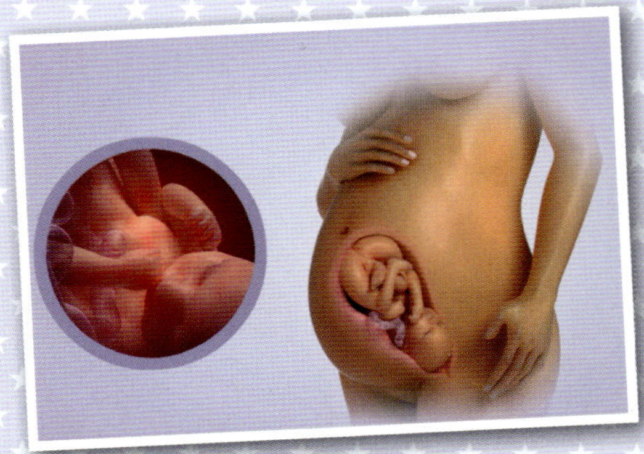

Babys Äußeres bekommt den letzten Schliff: Die »Wollhaare« (Lanugohaare) verschwinden endgültig, stattdessen bedecken jetzt die für die Kindheit typischen »Vellushaare« (wenig pigmentierte und kurze Flaumhaare) den Großteil des Körpers. Kopfhaar, Augenbrauen und Wimpern wachsen weiter und halten die letzten Reste der Käseschmiere fest. Auch die Finger- und Fußnägel erreichen schon die Finger- und Zehenkuppen.

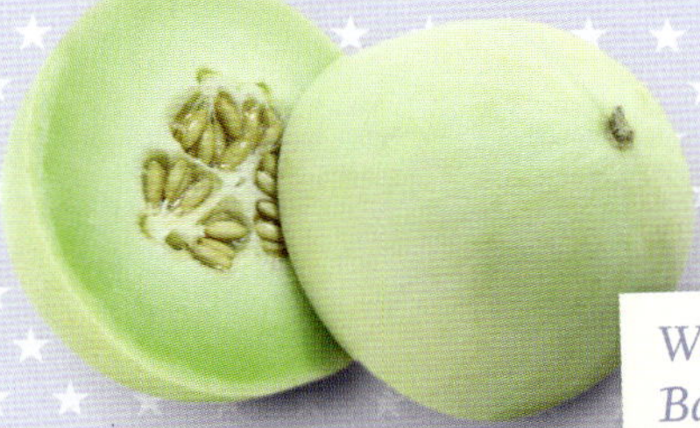

Größe vergleichbar mit einer Honeydew-Melone, ca. 47–48 cm bei ca. 2800–3100 g

Was mit dem Baby passiert

Körperliche Veränderungen und das 1. Screening

Sie haben sich langsam an den neuen Zustand gewöhnt und Wege gefunden, sich mit den Unannehmlichkeiten zu arrangieren. Ihr Körper verändert sich zusehends: Die Brüste wachsen (auch die Brustwarzen!), der Bauch spannt, die Haut verändert sich … Lichtblicke sind Besuche beim Frauenarzt, die Ihnen versichern, wie gut Ihr Baby gedeiht.

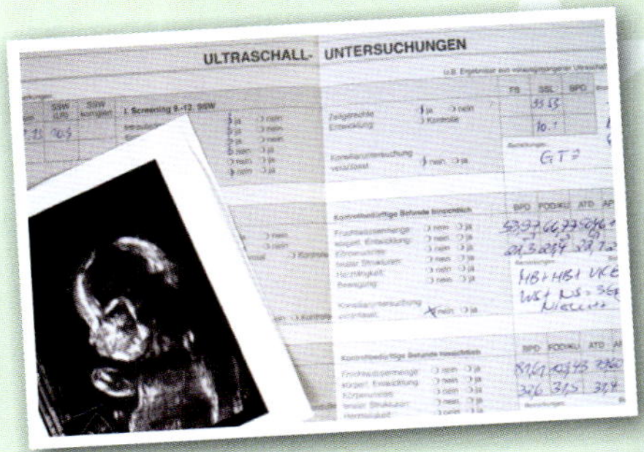

Das erste Ultraschallscreening steht zwischen der 9. und 12. Woche an. Dabei wird der Embryo zum ersten Mal so detailliert wie möglich untersucht:

- Liegt die Schwangerschaft richtig in der Gebärmutter?
- Sind es vielleicht sogar Zwillinge?
- Je nach Scheitel-Steiß-Länge wird eventuell der Geburtstermin korrigiert.
- Je nach Schwangerschaftsalter werden auch die vier Extremitäten- und rudimentäre Organanlagen (Gehirn, Herz) beurteilt.

Das Geschlecht ist jetzt leider noch nicht zu erkennen.

36+0 bis 39+6 SSW

So geht's dem Baby
Das Baby erreicht die Geburtsreife – es wächst und legt Gewicht zu in Vorbereitung auf den großen Tag.

Daran muss ich denken
- 9. und 10. Vorsorgetermin vereinbaren
- Kliniktasche fertig packen
- Babyausstattung vervollständigen

So geht's mir
Der Bauch senkt sich, Senkwehen häufen sich, der Nestbautrieb schlägt voll durch und das große Warten beginnt.

Das Geschäft mit der Angst

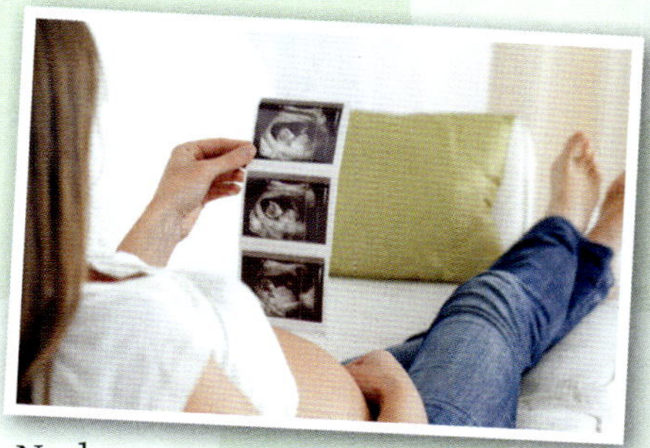

Eines vorweg: Machen Sie sich bitte keine allzu großen Sorgen, statistisch gesehen ist Ihr Baby höchstwahrscheinlich gesund.

Einige schwere Erkrankungen können heutzutage dank der Pränataldiagnostik sehr früh erkannt werden, aber selbst nach der ausführlichsten Untersuchung ist »100 % gesund« nicht garantiert. Welche Untersuchungen Sie in Anspruch nehmen möchten, bleibt eine ganz persönliche Entscheidung. Nach einer ausführlichen Beratung mit Ihrem Arzt und Ihrem Partner sollten Sie ein für Sie passendes pränataldiagnostisches Vorgehen festlegen und danach wieder der »guten Hoffnung« vertrauen.

Schwierige Fragen, die Sie und Ihr Partner sich jetzt stellen müssen:

- Können wir uns ein Leben mit einem kranken Kind vorstellen?
- Kommt ein Schwangerschaftsabbruch im Fall der Fälle infrage?
- Was, wenn die Ärzte uns keine klare Diagnose nennen können?
- Was, wenn wir durch invasive Diagnostik ein gesundes Kind verlieren?

Ratschläge für mich !

Schnullerkette

Das wird benötigt:

Hosenträgerclip (z. B. von Prym) • ca. 20 cm feste Schnur • Nadel und Faden in passender Farbe • große Filzperlen, Holzperlen, Wollfilz • dicke Nadel

So wird's gemacht:

- Schnur mit einem festen Knoten an dem Hosenträgerclip befestigen, Knoten zur besseren Fixierung eventuell festnähen.
- Perlen und Dekoelemente vorbereiten, auffädeln, jeweils mit einem Knoten fixieren.
- Den Abschluss gut verknoten. Für den Schnuller eine Lasche von ca. 5 cm Länge formen und festknoten.

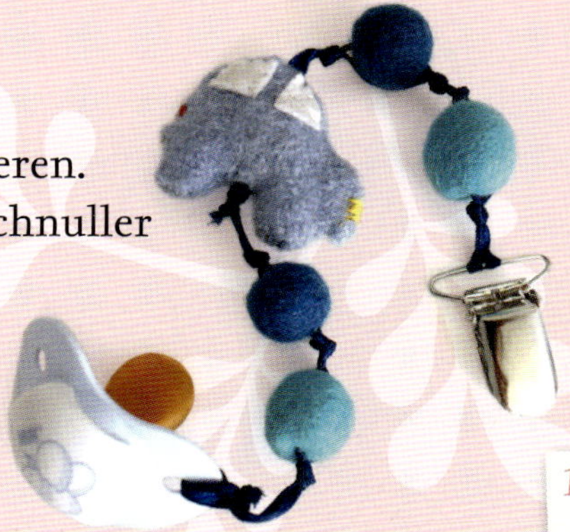

Für die Schwangerschaft »ungefährliche« Pränataldiagnostik

Nackentransparenzmessung (Ersttrimester-Screening), 12. bis 14. SSW:
Kombinierte Ultraschall- und Blutuntersuchung, konzipiert als Entscheidungshilfe für oder gegen weitere Diagnostik. Es wird eine Gewebsauflockerung im Nacken des Fetus vermessen, die für sich gesehen keine Fehlbildung darstellt.
Bei bestimmten Chromosomen- oder Organstörungen können die Messwerte auffällig hoch sein. Mittels Ultraschalldaten und zwei Hormonwerten (ß-HCG und PAPP-A) wird ein individuelles Risiko für die Schwangerschaft berechnet. Vorsicht: Ein »auffälliges« NT-Messergebnis bedeutet nicht, dass das Kind tatsächlich krank ist.

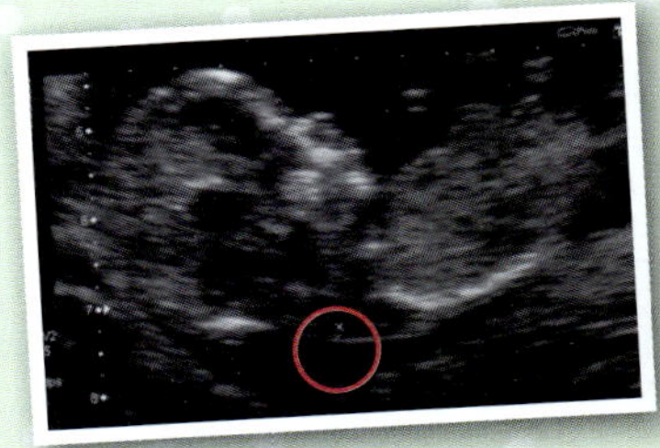

Die Kreuzchen im Bild markieren die Gewebsauflockerung, die Nackenfalte genannt wird.

Fetale Chromosomenbestimmung im mütterlichen Blut:
Seit 2013 zunehmend relevante Methode, die Bruchstücke des kindlichen Erbguts aus dem mütterlichen Blut isoliert und auf die Trisomien 13, 18 und 21 sowie die Geschlechtschromosomen untersucht. Kostenpunkt je nach Testverfahren und Anbieter 500–1000 Euro (Stand Ende 2013). Lassen Sie sich hierzu unbedingt von Ihrem Frauenarzt beraten.

Schnuller – ja oder nein?

Experten raten davon ab, Babys in den ersten Lebenswochen einen Schnuller anzubieten, insbesondere, wenn gestillt werden soll. Da das Trinken an der Brust gelernt werden muss, kann das Saugen am Schnuller zu sogenannter »Saugverwirrung« führen.

Trinkt das Baby gut an der Brust, ist es Ihnen überlassen, ob Sie ihm den Schnuller anbieten wollen oder nicht. Der Schnuller hat den Nachteil, dass er verloren gehen kann und bei zu häufiger Anwendung zu Zahnfehlstellungen führt. Das geschieht beim exzessiven Daumenlutschen allerdings auch – und das Daumenlutschen kann wiederum schlechter abgewöhnt werden.

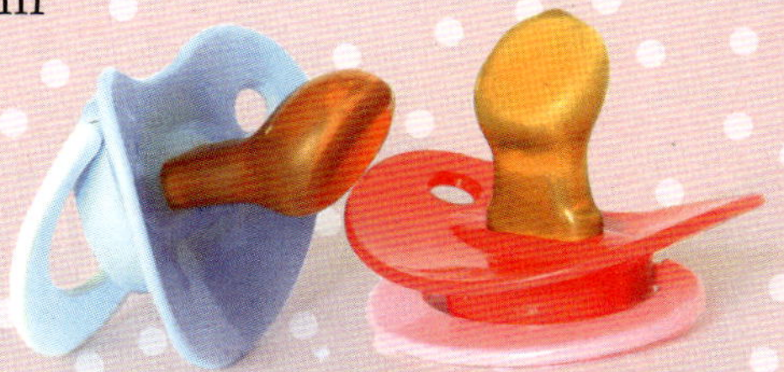

Risikobehaftete Pränataldiagnostik

Chorionzottenbiopsie (CVS), 11. bis 14. SSW:
Diese Methode wird häufig bei Patientinnen mit erhöhtem Risiko (Spätgebärende oder nach auffälligem Nackentransparenz-Messergebnis) zur Klärung des kindlichen Erbguts angewandt und wird mit Indikation des Frauenarztes auch von den Kassen erstattet. Durch einen Einstich über die Bauchdecke der Mutter in die Gebärmutter werden Zellen des Mutterkuchens (Chorion) entnommen. Diese sind bis auf sehr seltene Ausnahmen identisch mit denen des Kindes. Das mikroskopisch sichtbare Erbgut – die Chromosomen – kann den Zellkernen entnommen und ausgezählt werden. Ein vorläufiges Ergebnis liegt nach 24 Stunden, ein endgültiges Ergebnis nach ca. 14 Tagen vor. Schwangerschaftsverlustrisiko je nach Studie 0,5–1 %.

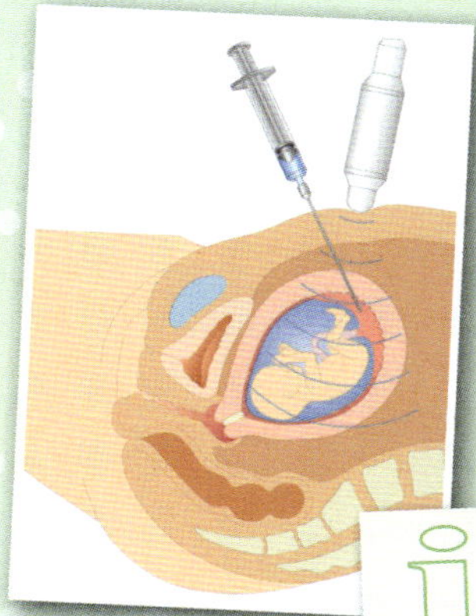

Kliniktasche – für ihn

Sporttasche mit Schlafanzug, Hausschuhen, Toilettenartikel und Wechselkleidung, falls er im Familienzimmer übernachtet; eventuell auch Lektüre und Musik

Kliniktasche – fürs Baby

- Kleidung für den Heimweg (Body, Strampelanzug oder Ensemble Größe 56–62, Söckchen, falls nötig warme Jacke und Mütze)
- Babydecke
- 2 Spucktücher
- Autositz

Risikobehaftete Pränataldiagnostik

Amniozentese (Fruchtwasserpunktion), möglich ab der 14., besser ab der 16. SSW: Eine Amniozentese ist ähnlich riskant wie die CVS (Schwangerschaftsverlustrisiko ca. 0,5 %), kann erst etwas später durchgeführt werden, liefert dafür aber mehr Informationen. Denn über das Fruchtwasser gelangen die Ärzte nicht nur an die kindlichen Zellen, sondern auch an bestimmte Proteine und/oder gegebenenfalls Krankheitserreger. Fruchtwasser wird durch einen Einstich über die Bauchdecke der Mutter aus der Fruchthöhle entnommen. Vermehrte Proteine findet man bei offener Bauchdecke oder offenem Rücken des Kindes, Erreger z. B. bei frischer Toxoplasmoseerkrankung. Kindliche Zellen müssen 2–3 Wochen lang im Labor vermehrt werden, danach lassen sich wie bei der CVS die Chromosomen des Kindes auszählen. Ein Schnelltest (FISH) liefert nach 24 Stunden ein vorläufiges Ergebnis.

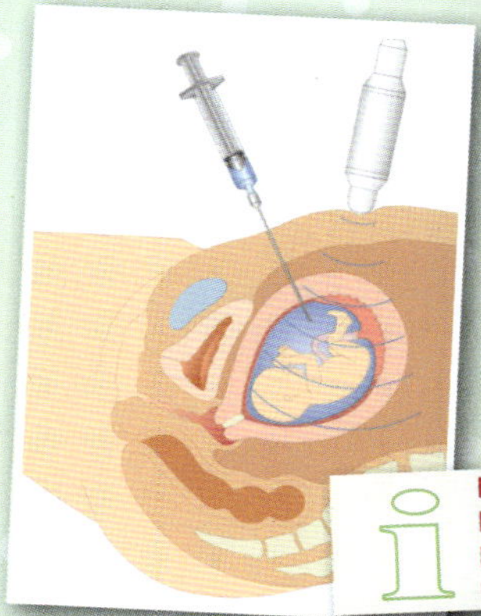

Kliniktasche – für sie

Für den Kreißsaal:

- Mutterpass
- Versicherungskarte
- 2–3 Paar warme Socken
- bequemes T-Shirt oder geknöpftes Hemd
- Lippenbalsam
- Stirnband oder Haargummi
- zuckerfreie Lutschpastillen
- Müsliriegel (oder Haferkekse, siehe S. 239) für ihn
- Kleingeld für diverse Snack- und Getränkeautomaten
- leichte Lektüre
- MP3-Player
- Kamera
- Stift und Notizblock
- Bademantel oder Strickjacke
- Medikamente, die regelmäßig eingenommen werden müssen

Für die Wöchnerinnenstation:

- Familienstammbuch mit Heiratsurkunde (bzw. Geburtsurkunde der Mutter, wenn ledig)
- Personalausweis
- 2 Nachthemden (ideal: Stillnachthemden oder geknöpfte Pyjamas)
- bequeme (Haus-)Schuhe
- 2–3 stilltaugliche Tops, 1–2 bequeme Hosen (ggf. Trainingsanzug)
- 2 Still-BHs und Stilleinlagen
- 4–6 bequeme, große Slips mit Platz für Binden
- alle üblichen Toilettenartikel
- Handy und Ladekabel
- Kleidung für die Heimfahrt
- Trinkgeld für die Hebammen und Stationsschwestern

Ratschläge für mich !

Ein gebührender Rahmen für das erste offizielle Porträt

So wird's gemacht:
Diese Seite und das erste Ultraschallbild (falls auf Thermopapier erstellt) farbkopieren, den Rahmen ausschneiden, das Ultraschallbild passend zuschneiden und aufkleben.

Basteln

Was gehört in die Kliniktasche?

Langsam ist's an der Zeit, über die Kliniktasche nachzudenken. Idealerweise packen Sie für sich, für das Baby und eventuell auch für Ihren Partner.

Sollten die Wehen allerdings spontan losgehen und nichts vorbereitet sein, ist das kein Drama. Wirklich notwendig sind nur Personalausweis, Mutterpass und Versicherungskarte. Falls Sie plötzlich ins Krankenhaus müssen, versorgt Sie die Klinik mit Nachthemd, Zahnbürste und Babystrampler. Ihr Stammbuch, Geburtsurkunde und die eigenen Kleider können auch nachgeliefert werden.

Falls Sie nicht verheiratet sind ist es übrigens ratsam, die Vaterschaftsanerkennung bereits vor der Geburt auf dem Standesamt zu erledigen.

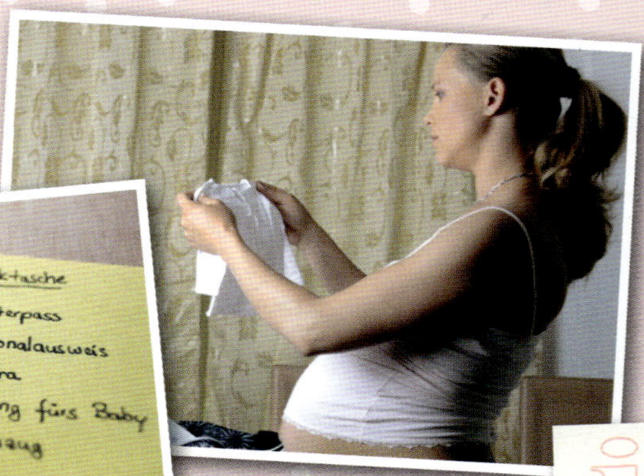

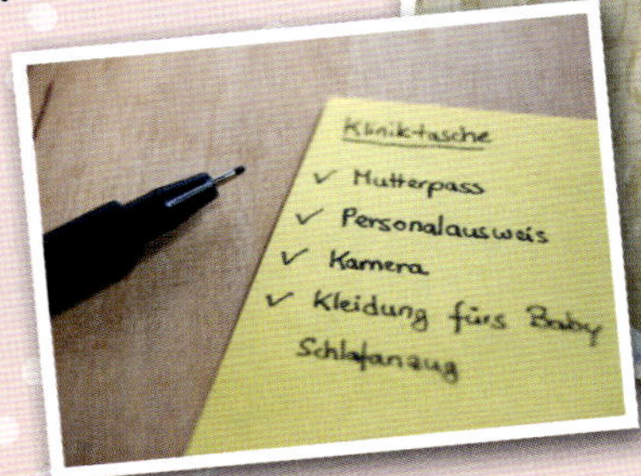

Meilenstein

Ende der
Embryonal- und Beginn
der Fetalperiode

Höchststand!

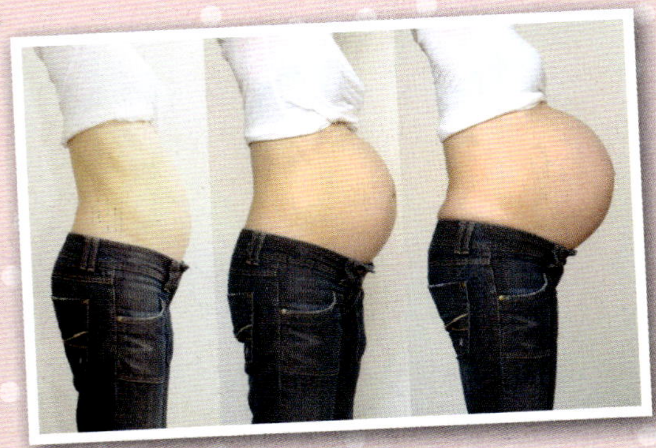

Jetzt hat die Gebärmutter Ihren Rippenbogen und somit den Höchststand erreicht. Das Baby drückt nun sehr stark in Magengrube und Leber und lässt auch der Lunge immer weniger Platz. Durchhalten! Senkwehen werden immer häufiger und der Bauch wird sich in den nächsten Wochen zusehends nach vorne neigen. Das Baby wächst zwar weiter, aber der Bauch bewegt sich durch diese Senkung vom Rippenbogen weg nach vorne und unten in Richtung Becken.

Endlich ist alles komplett

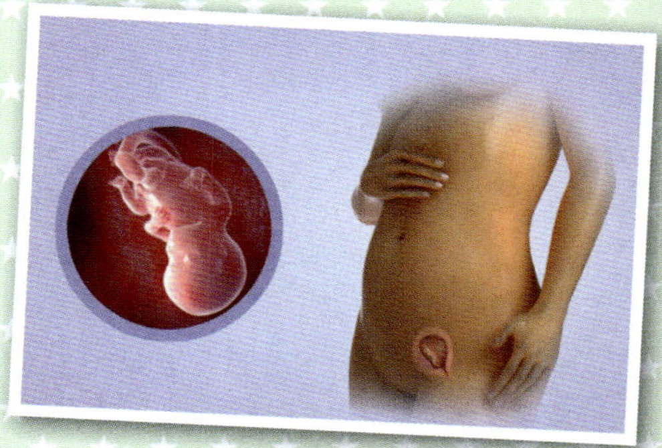

Das Baby sieht zunehmend wie ein winziges Püppchen aus und springt nun auch munter in der Fruchthöhle umher. Noch ist der Kopf überproportional groß, der Hals ist aber schon deutlich länger und wird aktiv mitbewegt. Das Zwerchfell ist so weit ausgereift, dass erste Atemübungen vorgenommen werden. Der Dünndarm – bislang noch nicht völlig von der Bauchhaut umschlossen – windet sich nach innen und verschwindet hinter dem Nabelschnuransatz im Bauch. Sie dürfen aufatmen, denn die sensibelsten Entwicklungsphasen sind nun endlich abgeschlossen: Die empfindliche Embryonalzeit ist beendet und die Fetalzeit beginnt.

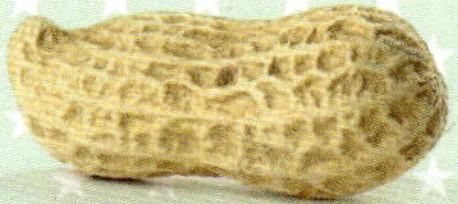

Größe vergleichbar mit einer großen Erdnuss in der Schale, ca. 4–5 cm

Je properer, desto weniger zappelt Ihr Baby

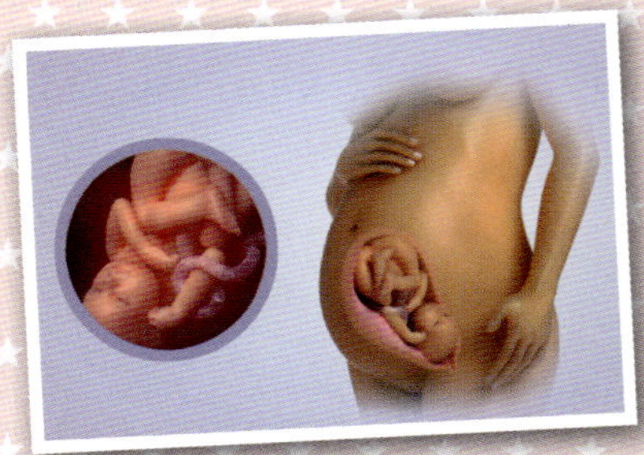

Ab jetzt nimmt Ihr Baby bis zu 200 g pro Woche an Gewicht zu – somit hat es immer weniger Platz zum Boxen. Seine Bewegungen werden kleiner, es schlängelt sich eher hin und her, als dass es kräftig tritt. Sie spüren, dass Ihr Kleines häufig Schluckauf hat. Dies trainiert sehr gut seine Atemmuskulatur. Die Lungen des Babys produzieren endlich genug Surfactant, um eine stabile eigenständige Atmung zu ermöglichen. Daher werden Frauen, die wegen vorzeitiger Wehen stationär überwacht wurden, spätestens jetzt nach Hause entlassen – eine spontan einsetzende Geburt würden die Ärzte nicht mehr aufhalten.

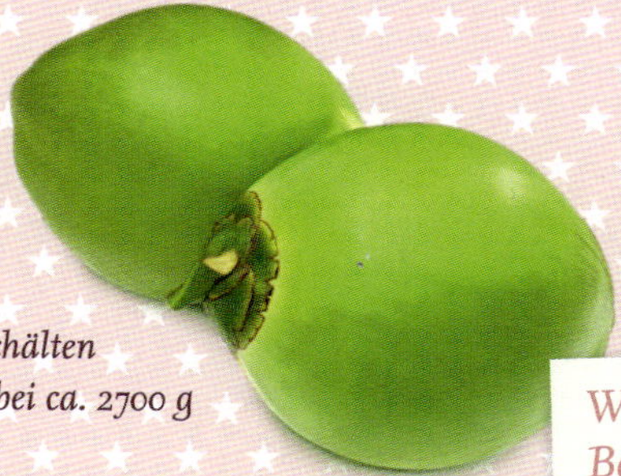

Größe vergleichbar mit einer ungeschälten Kokosnuss, ca. 46–47 cm bei ca. 2700 g

Die Mutterbänder

In dieser Woche wächst die Gebärmutter über das Schambein hinaus – vielleicht können Sie sie auch erstmals selbst als kleinen »Tennisball« ertasten. Das Gebärmutterwachstum nehmen Sie jetzt möglicherweise auch als Ziehen der Mutterbänder in der Leistengegend wahr (siehe S. 86). Klassischerweise verlaufen diese Beschwerden schubweise: Einige Tage lang wundern Sie sich, woher das unangenehme Gefühl im Becken kommt, und sind deshalb beunruhigt – und dann sind die Beschwerden plötzlich wieder verschwunden. Magnesium (z. B. »Magnesium Diasporal direkt 300« ein- bis dreimal pro Tag) kann zur Entspannung der Gebärmutter beitragen und hilft gleichzeitig bei träger Verdauung (siehe S. 82).

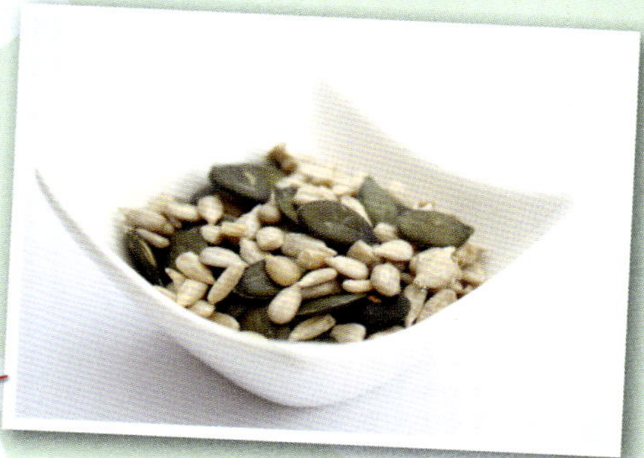

Kürbiskerne, Sonnenblumenkerne, Leinsamen und Sesam enthalten besonders viel Magnesium.

Was mit mir passiert

Deko-Kissen fürs Babyzimmer

Diese Kissen sollten Sie wegen Erstickungsgefahr nicht ins Bettchen legen, wenn das Baby schläft – als Dekoelement im Kinderzimmer, auf dem Stillsessel oder dem Wickeltisch sind sie selbstverständlich erlaubt!

Das wird benötigt:

kleines Kissen, ca. 10 x 20 cm • Stoff in Wunschfarbe, Größe passend zum Kissen mit Saumzugabe, ca. 55 x 13 cm • Applikationen (z. B. Bügelmotive, Stempel, Stoffmalfarbe) • Nähmaschine, Garn

So wird's gemacht

- Die kurzen Seiten des Stoffes zweifach ca. 1 cm nach innen schlagen, bügeln und abnähen.
- Den Stoff mit der rechten Seite nach oben auf den Arbeitstisch legen und die gesäumten Kanten beidseits nach innen schlagen, sodass sie überlappen. Das entstandene Rechteck sollte der Grundfläche des zu beziehenden Kissens entsprechen (hier 22 x 13 cm).
- Die langen Kanten feststecken, abnähen und versäubern.
- Die Kissenhülle wenden, bügeln, nach Wunsch Applikationen aufbügeln oder bemalen. Zum Schluss das Kissen mit der Hülle beziehen.

Basteln

Das Mutterschutzgesetz – Ihre Rechte bei Berufstätigkeit

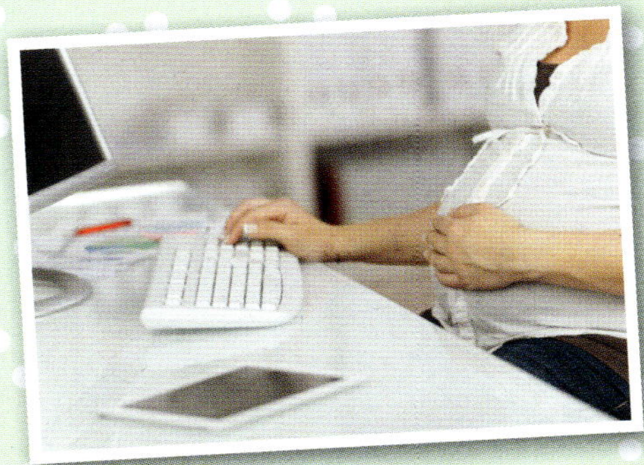

Das Mutterschutzgesetz gilt für alle nichtverbeamteten Frauen mit Arbeitsverhältnis und tritt in Kraft ab dem Zeitpunkt, zu dem der Arbeitgeber von der Schwangerschaft informiert wurde (ein Äquivalent ist auch im Beamtenrecht verankert). Es besteht Kündigungsschutz, Nacht- und Sonntagsarbeit sowie Überstunden sind verboten, der Arbeitsplatz muss gegebenenfalls angepasst und für Arzttermine muss eine Freistellung erlaubt werden; Akkordarbeit, schweres Tragen sowie Gefahrenstoffexposition sind verboten. Wenn die Arbeitssituation zu belastend wird, kann der Frauenarzt ein persönliches Beschäftigungsverbot aussprechen (siehe S. 45).

Checkliste »Babyausstattung«

Ist das Zimmer bereit, fehlt nur noch Babys erste Ausstattung.

Kleidung:
3 Bodys (Größe 56)
3 Bodys (Größe 62)
2 Strampler (Größe 56)
2 Strampler (Größe 62)
4 Paar Babysöckchen
2 Baumwollpullis (Größe 56)
2 Baumwollpullis (Größe 62)
2 Mützchen
2 Baumwolljäckchen (56/62)

Sommerbabys brauchen außerdem:
1 Sonnenhut
3 T-Shirts (Größe 62)
3 kurze Hosen (Größe 62)

Winterbabys benötigen zusätzlich:
2 Strumpfhosen (Größe 56/62)
1 Ski-Overall (Größe 62)
Handschuhe, warme Mütze
3 Paar Wollsocken

Pflege:
Waschschüssel oder Babybadewanne
Badetücher und Waschlappen
Badethermometer
1 Packung Wegwerfwindeln (kleinste Größe) oder 12 Mullwindeln und 2 Schafwollhosen
Windelcreme (z. B. Calendulacreme zur Pflege bzw. »Mirfulan«-Heilsalbe bei wundem Po)
Feuchttücher

Ratschläge für mich !

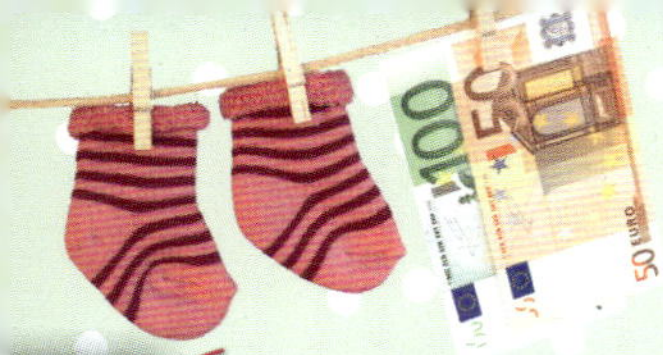

Mutterschutz und Elternzeit

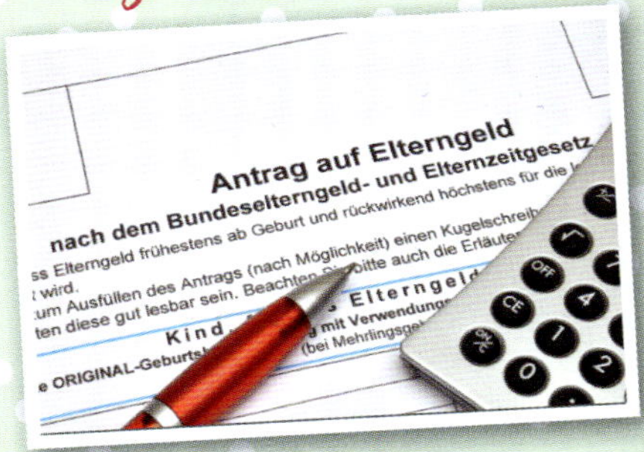

Sechs Wochen vor dem errechneten Geburtstermin tritt die Mutterschutzfrist in Kraft und dauert bis acht Wochen (bei Zwillingen 12 Wochen) nach der Entbindung.

Nach Beendigung des Mutterschutzes haben Eltern Anspruch auf Elternzeit bis zum 3. Geburtstag des Kindes. Das dritte Jahr der Elternzeit kann auch versetzt bis zum 8. Geburtstag des Kindes verschoben werden. Während der Mutterschutzfrist haben Sie Anspruch auf Mutterschaftsgeld (zu beantragen bei Ihrer gesetzlichen Krankenversicherung bzw. der Bundesversicherungsanstalt) plus Arbeitgeberzuschuss (entsprechend insgesamt Ihrem durchschnittlichen Nettogehalt). Die notwendigen Bestätigungen wird Ihr Frauenarzt zu Beginn der Mutterschutzfrist aushändigen (siehe S. 152, nähere Informationen zum Elterngeld siehe S. 153).

Nestbautrieb

In der 28. Woche wurde schon über die Kinderzimmereinrichtung geschrieben (siehe S. 176), vielleicht war der »Nestbautrieb« bei Ihnen da aber noch gar nicht vorhanden? Wissenschaftlich nachweisbar ist er nicht, aber beobachtet wird er transkulturell. Wir vermuten einen Urinstinkt, der Mütter dazu treibt, ein möglichst ideales Umfeld für das neue Baby schaffen zu wollen. Falls Sie erst jetzt das Kinderzimmer in Angriff nehmen, achten Sie darauf,

- nicht zu schwer zu heben.
- keine lösungsmittelhaltigen Farben zu verarbeiten.
- sich und das Baby nicht durch »akrobatische« Kletteraktionen bei der Zimmerrenovierung zu gefährden.

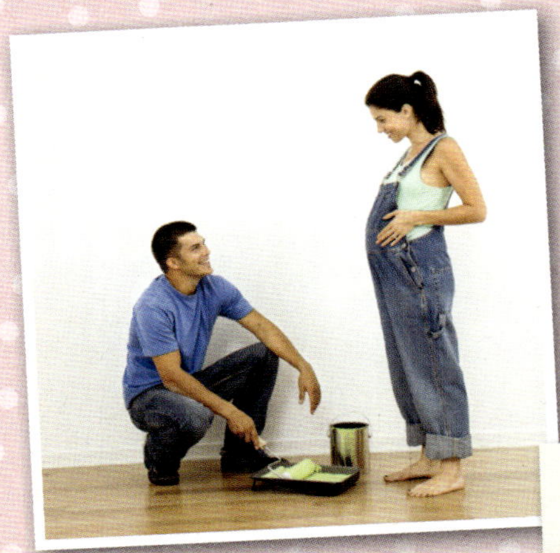

Rechte in besonderen Situationen

Je nach Lebenssituation haben Sie eventuell auch besondere Ansprüche (Wohngeld, Kinderzuschlag, Hilfe bei der Erstlingsausstattung oder bei einem erforderlichen Umzug); eine Beratung z. B. bei Pro Familia kann Ihnen hier weiterhelfen. Eine weitere Sondersituation betrifft werdende alleinerziehende Mütter. Der Vater des Kindes ist in jedem Fall zum Unterhalt des Kindes und eventuell auch der Mutter verpflichtet. Sollte er die Vaterschaft nicht anerkennen, kann nach der Geburt gerichtlich ein Vaterschaftstest eingefordert werden. Ein pränataler Vaterschaftstest ist nach einer Chorionzottenbiopsie oder Amniozentese theoretisch möglich, in Deutschland aber gesetzlich verboten. Ledige Mütter erhalten primär automatisch das alleinige Sorgerecht, neuerdings können biologische Väter aber auch ein Mitsorgerecht einklagen.

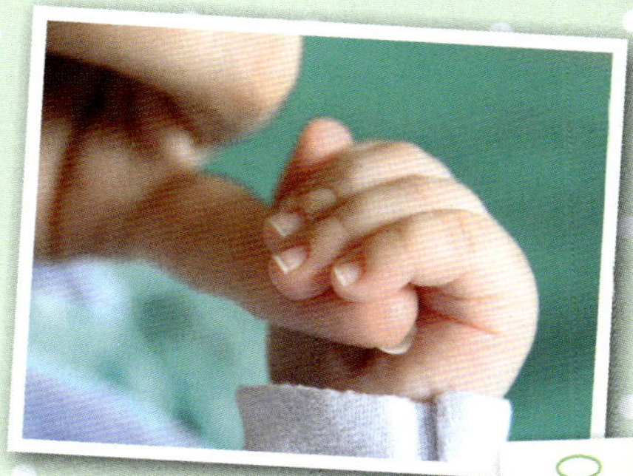

Thema Blasenschwäche

Manche Frauen trifft es im letzten Schwangerschaftsdrittel, manche erst nach der Entbindung, manche gar nicht: Die Beckenbodenfunktion wird beeinträchtigt und es »tröpfelt« ab und zu. Kaiserschnittentbindungen verhindern dies übrigens auch nicht zu 100 %. Folgende Übungen helfen, den Schaden zu begrenzen:

- Kontrahieren Sie den Darmausgang, als ob Sie Stuhlgang zurückhalten wollten.
- Ziehen Sie gleichzeitig die Scheidenmuskulatur nach oben, als wollten Sie ein Tampon bewusst festhalten oder den Urinstrahl auf der Toilette unterbrechen.
- Diese Übung 10–20-mal in schneller Abfolge durchführen (anspannen – entspannen – anspannen – entspannen ...)
- Dann die Übung gezielt langsam durchführen, dabei die maximale Anspannung so lange wie möglich halten (z. B. bis zehn zählen) und langsam wieder entspannen. Achtmal wiederholen.
- Beide Übungssätze täglich dreimal trainieren.

Gesetze und Rechte

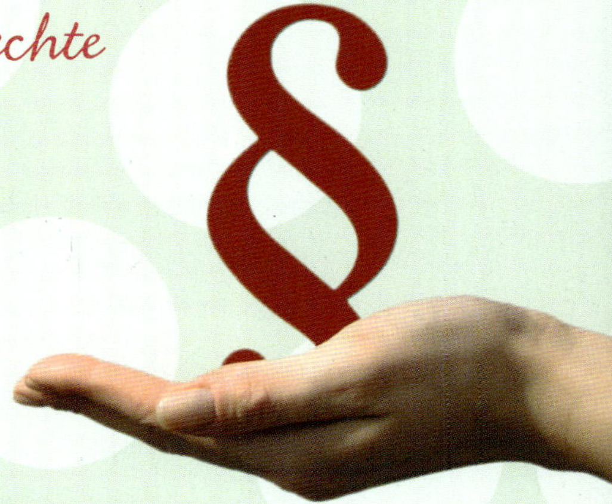

Wichtige Online-Formulare
und Informationsquellen

- zum Mutterschutzgesetz: *www.bmfsfj.de* (Rubrik »Gesetze«)
- zum Mutterschaftsgeld: *www.mutterschaftsgeld.de*
- zu Erziehungsurlaub, Elternzeit und Kindergeld: *www.arbeitsagentur.de* (Rubrik »Bürgerinnen und Bürger«/»Familie und Kinder«)
- Beratung und Unterstützung in schwierigen Fragen: *www.profamilia.de*

Ratschläge für mich !

Der Mutterschutz beginnt, der große Bauch ist im Weg

Feiern Sie den Beginn des Mutterschutzes! Es ist das große Ereignis dieser Woche. Nun haben Sie etwas Zeit zum Verschnaufen und um sich auf die Ankunft des Babys vorzubereiten.

Ihre Beschwerden nehmen weiter zu: Der Bauch wird immer größer, und Sie merken, dass Sie die eigenen Proportionen nicht mehr richtig einschätzen können. Da kommt es durchaus mal vor, dass der Bauch hier und da anstößt.

Wenn das Baby tiefer im Becken sitzt, verlieren Sie eventuell ab und an, insbesondere unter Belastung, tröpfchenweise Urin. Sie sollten spätestens jetzt damit anfangen, Ihren Beckenboden zu trainieren.

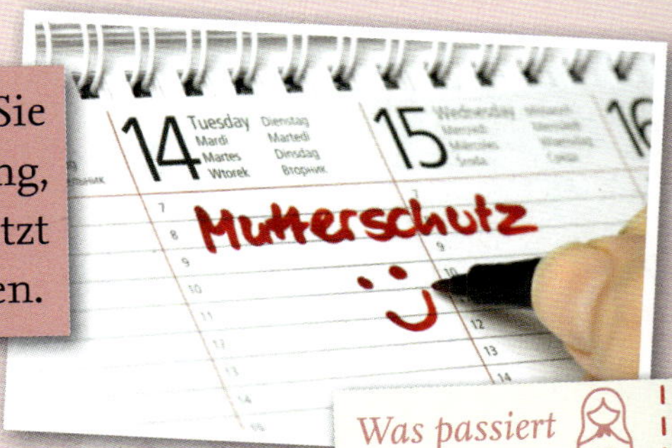

Was passiert mit mir

»Außerirdische« Proportionen – aber nicht mehr lange!

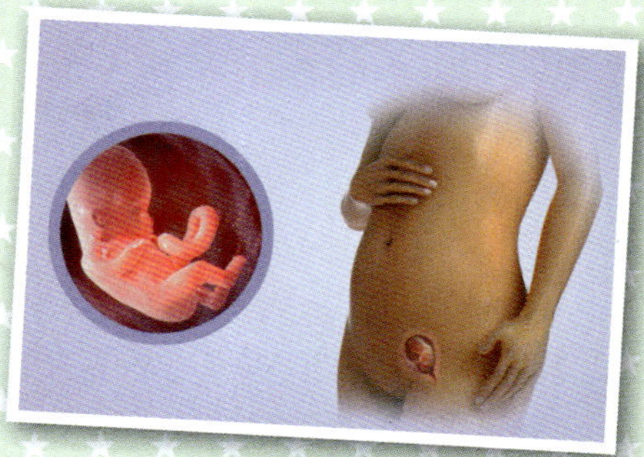

In der 12. Woche macht der Kopf noch fast die Hälfte des ganzen Fetus aus. Von nun an wächst der Körper aber schneller als der Kopf, wodurch die Proportionen immer »menschlicher« werden. Die Arme wachsen etwas früher zu der endgültigen relativen Länge heran als die Beine. Die letzten Darmschlingen verlagern sich in dieser Woche in die Bauchhöhle. Das Blut des Fetus wird noch in der Leber gebildet, demnächst aber schon in der Milz. Auch die Nieren nehmen ihre Funktion auf. Der erste Urin wird ausgeschieden. Das Herz schlägt jetzt mit 160 Schlägen pro Minute deutlich schneller als Ihr eigenes!

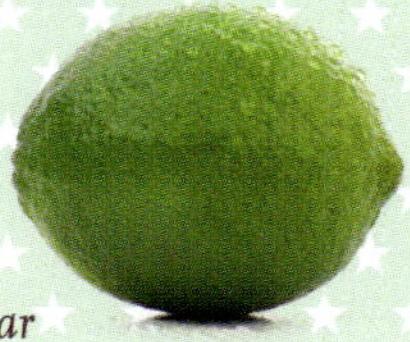

Größe vergleichbar mit einer Limette, etwa 5–6 cm

Die Organe reifen weiter

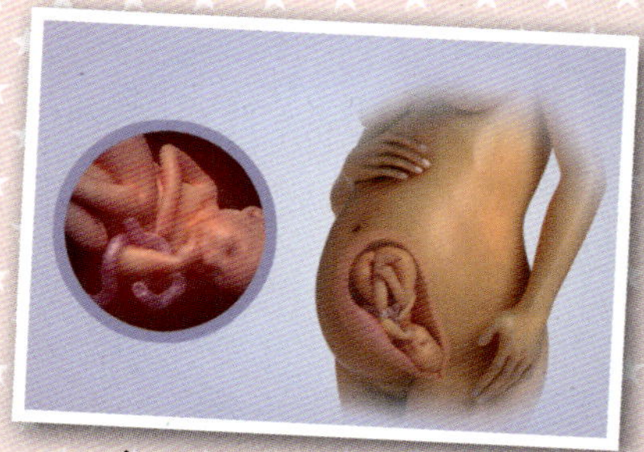

Die allerletzten Organreifungsprozesse nehmen ihren Lauf, insbesondere die Fähigkeit der Lungenbläschen, genügend Surfactant zu bilden (siehe S. 145) – das ist notwendig, damit das Baby zuverlässig eigenständig atmen kann. Auch die Augen machen noch mal einen Entwicklungsschub: Die Netzhaut differenziert sich aus und leitet Lichtreize weiter. Diese Reize dirigieren die Muskulatur der Pupillen, die sich nun je nach Lichteinfall weit oder eng stellen.

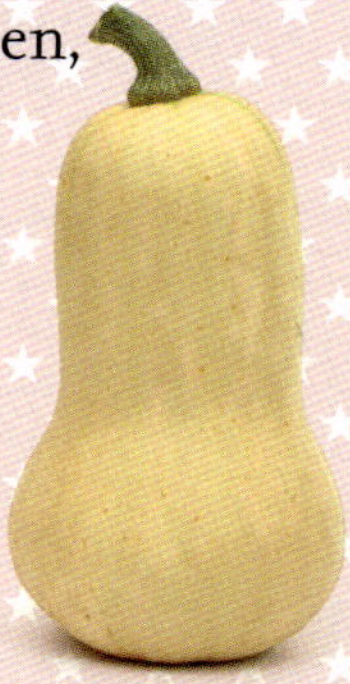

Größe vergleichbar mit einem Butternut-Kürbis, ca. 45–46 cm bei ca. 2400–2500 g

Fast geschafft!

Diese Woche geht der 3. Monat zu Ende. Körperlich verändert sich gerade nicht merkbar viel, aber ein Meilenstein ist in Sicht: Nach der 12. Woche beträgt das spontane Fehlgeburtsrisiko nur noch marginale 1 %. Ein beruhigendes Gefühl.

Es gibt aber auch Babys, die im Bauch der Mutter weiter gedeihen, obwohl sie nicht ganz gesund sind. Wenn Sie daher beschlossen haben, dass Sie die Schwangerschaft so früh wie möglich auf eine Chromosomenstörung des Kindes untersuchen lassen wollen, öffnet sich jetzt das vierwöchige Zeitfenster, in dem das »Ersttrimester-Screening« (siehe S. 32) vorgenommen werden kann.

Was mit mir passiert

Meilenstein

Heute beginnt
der Mutterschutz!

Wann sag ich's in der Arbeit?

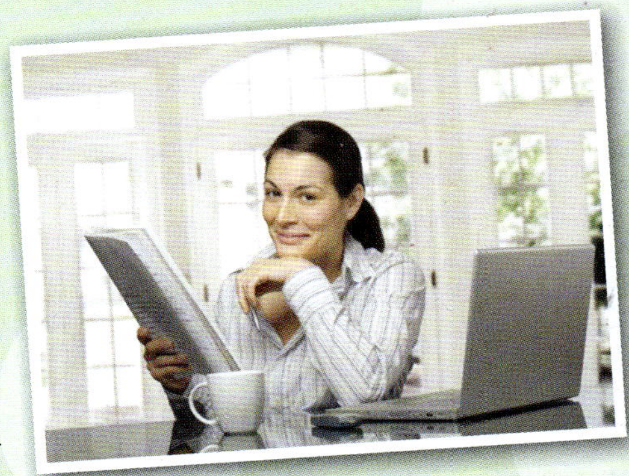

Die Antwort zu dieser Frage ist eigentlich kurz: Das ist voll und ganz Ihre Entscheidung! Selbst wenn Sie sich gerade um eine neue Stelle bewerben, sind Sie gesetzlich nicht zur Auskunft verpflichtet. Die oft genannte »12. Woche« orientiert sich an keinem Gesetz, sondern an der sensiblen Phase der Embryonalzeit, in der noch so einiges schiefgehen kann. Hier steht der Wunsch nach Privatsphäre im Vordergrund. Der Kündigungsschutz tritt allerdings erst in Kraft, nachdem der Arbeitgeber informiert wurde.

Wer am Arbeitsplatz Gefahren ausgesetzt ist, sollte zum Wohl des Kindes seinem Arbeitgeber sofort Bescheid geben, damit der Arbeitsplatz nach Mutterschutzrichtlinie umgestaltet werden kann.

Ratschläge für mich

Kräuterkissen für süße Träume

So wird's gemacht:

- Kräuter und Spelzen gut mischen.
- Zum weiteren Vorgehen siehe die Anleitung »Dinkel- oder Reiskissen«, S. 84.

Das wird benötigt:

- 15 g Lavendelblüten
- 10 g Hopfendolden
- 15 g Melisse
- 10 g Baldrianwurzel (bitte vorher testen, ob Sie den Geruch mögen; wenn nicht, durch je 5 g Lavendel und Melisse ersetzen)
- 50 g Dinkelspelzen
- Baumwollnessel für das Innenkissen, 50 x 40 cm
- Dekostoff für den Bezug, 27 x 95 cm
- Schere, Nähmaschine, Nadeln und Garn

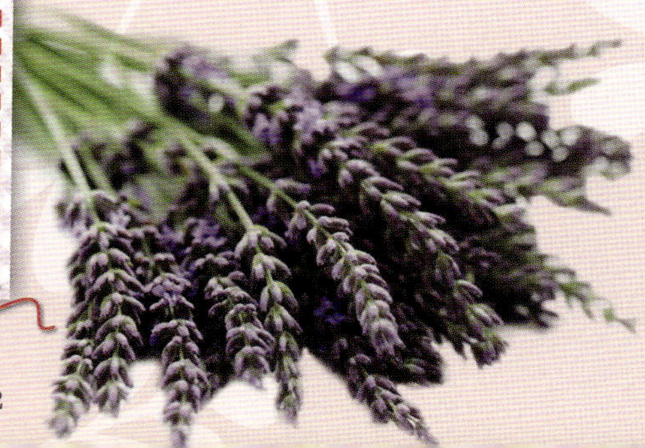

Wann sag ich's meinen Freunden?

Auch hier gibt es keine Faustregel. Häufig ziehen Frauen es vor, erst dann von der Schwangerschaft zu sprechen, wenn die empfindlichen zwölf Wochen überstanden sind und gegebenenfalls das erste Screening unauffällig war. Für Frauen, die vermeiden möchten, eine noch nicht mit Sicherheit auszuschließende Fehlgeburt öffentlich zu thematisieren, ist dieser Weg durchaus gerechtfertigt. Allerdings bleibt zu bedenken: Gerade nach einer Fehlgeburt kann die Unterstützung und das Mitgefühl des sozialen Umfelds guttun. Dasselbe gilt für Beschwerden während der frühen Schwangerschaft: Auch die müssen Sie nicht zwingend ganz im Geheimen ertragen. Einige Eingeweihte, mit denen Sie sich austauschen wollen, können im Alltag eine große Hilfe sein.

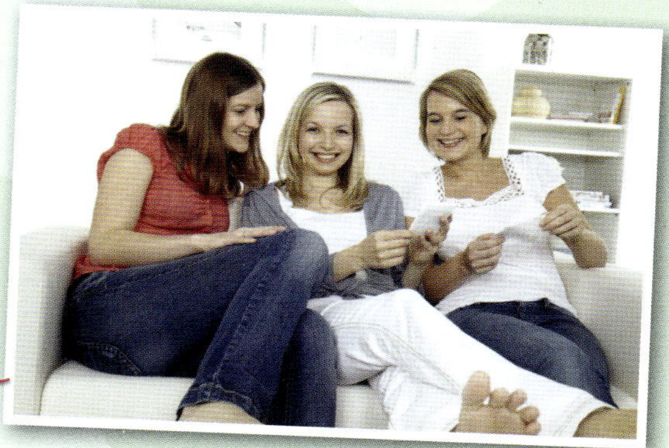

Ratschläge für mich !

Was tun, um schlaflosen Nächten vorzubeugen?

- schwere Mahlzeiten besonders am späteren Abend vermeiden
- ein Spaziergang an der frischen Luft mit Ihrem Partner am Abend und dabei ein Austausch über die Dinge, die Sie gerade beschäftigen
- ein entspannendes Vollbad (siehe S. 90 und 142)
- eine möglichst entspannte Schlafposition, z. B. mit Stillkissen (siehe S. 170) unter dem Bauch und zwischen den Knien
- ein duftendes Kräuterkissen im Nacken

Großmutters Rezept funktioniert auch heute noch: Ein Glas warme Milch mit Honig oder Baldriantee vor dem Zubettgehen sorgen für süße Träume.

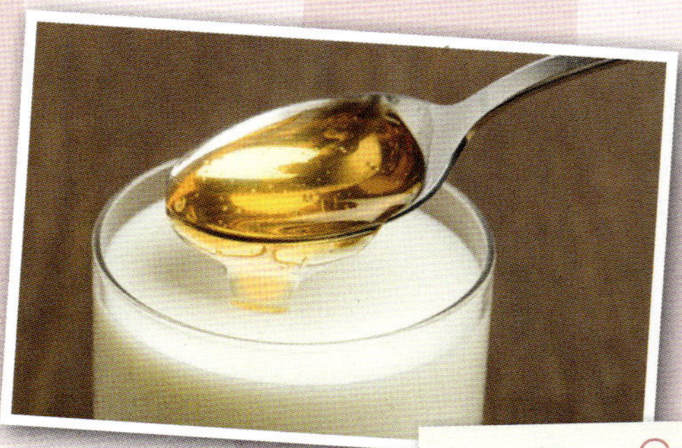

Ratschläge für mich !

Beruhigende Gesichtsmaske

Gönnen Sie sich eine kleine Auszeit und verwöhnen Sie sich mit einer pflegenden Gesichtsmaske. Die Zutaten finden Sie garantiert alle in Ihrer Küche!

Das wird benötigt: 1 EL Naturjoghurt • 1 EL Quark • 2 TL Honig

So wird's gemacht:
Alle Zutaten vermengen und auf das gereinigte Gesicht auftragen. Etwa 15 Minuten einwirken lassen und mit feuchtwarmen Tüchern abnehmen. Macht die Haut streichelzart!

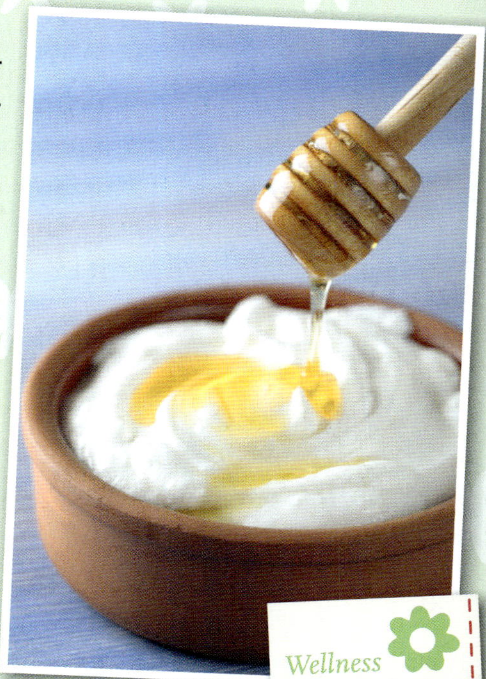

Wellness

Von unruhigen Nächten und wilden Träumen …

Als wären Sodbrennen, Wadenkrämpfe, Kindsbewegungen, Rückenschmerzen und Harndrang nicht genug, um Ihnen unruhige Nächte zu bescheren, gesellen sich bei vielen Schwangeren mit der nahenden Entbindung auch Albträume hinzu. Diese sind sicher keine Vorboten anstehenden Unheils, sondern eher Ausdruck der psychischen Anspannung, unter der Sie in Anbetracht des großen Ereignisses stehen.

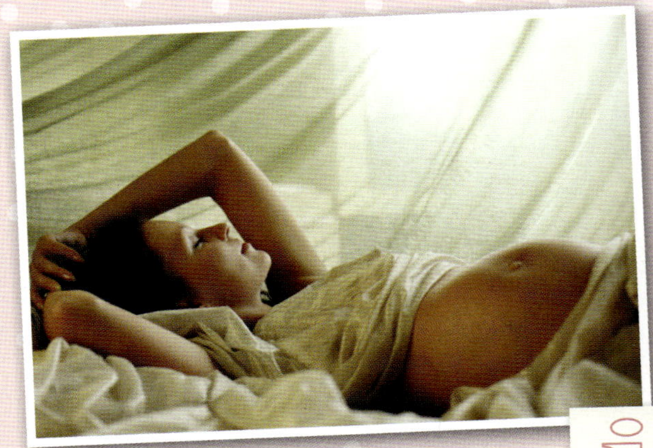

Maternity-Glamour: Das Countdown-Shirt

Das wird benötigt:

Schwangerschafts-T-Shirt in Ihrer Größe • Zahlenschablone • Stoffmalfarben, ggf. Pinsel • Schneiderkreide • Lineal

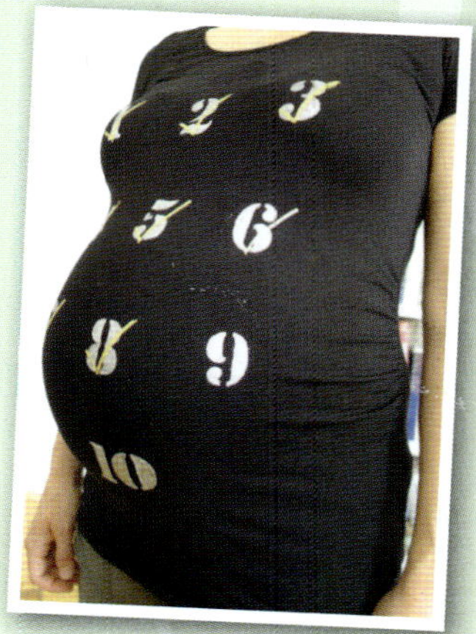

So wird's gemacht:

- T-Shirt anziehen und ungefähr festlegen, wie viele Zentimeter unter dem Halsausschnitt die Grafik beginnen soll (ca. 10 cm).
- T-Shirt ausziehen, einmal genau mittig falten und bügeln (als Referenzpunkt für die Mitte der Grafik).
- Mit Schneiderkreide ein Raster markieren, die Zahlen grob skizzieren.
- Schablone auflegen und Zahlen einzeln mit Stoffmalfarben übertragen; gegebenenfalls zwischendurch trocknen lassen.
- Nach dem Trocknen die Farbe durch Bügeln fixieren.
- Ab jetzt mit jedem neuen Monat eine Zahl mit Stoffmalfarbe wegstreichen. Viel Spaß dabei!

Zutaten

- 500 ml Buttermilch
- 200 g Himbeeren (TK oder frisch)
- 100 ml Orangensaft
- 1 TL Leinöl
- Honig oder Agavendicksaft nach Geschmack

Kalziumreiches Smoothie

So wird's gemacht:
Alle Zutaten in den Mixer geben oder mit dem Zauberstab verquirlen.

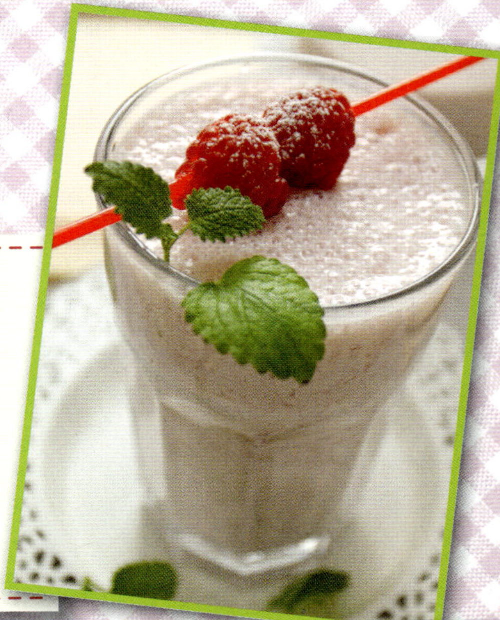

Meilenstein

Morgen beginnt
das 2. Trimester!

Kalziumreiche Lebensmittel

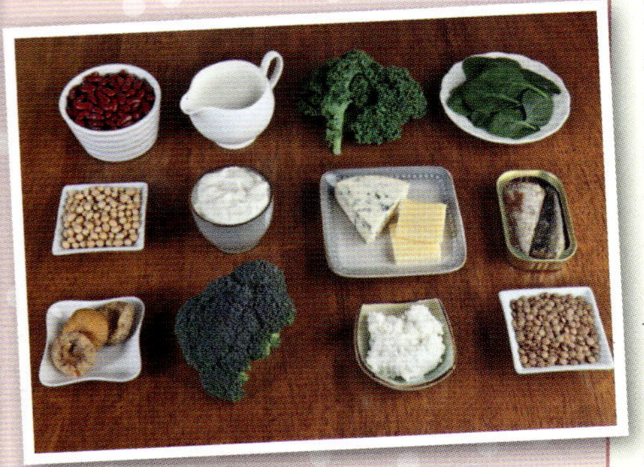

Nicht nur Milchprodukte sind gute Quellen für Kalzium …

Lebensmittel	*Kalzium (mg/100 g)*
Emmentaler (45 % Fett i. Tr.)	1029
Sesamsamen, Sesammus (Tahin)	780
Mandeln	252
»Sojafleisch«	250
Haselnüsse	225
Grünkohl (roh)	212
Feigen (getrocknet)	190
Rucola (roh)	160
Joghurt	130
Spinat (gekocht)	126
Kuhmilch (3,5 % Fett), Buttermilch	120
Sojamilch, Reismilch, Hafermilch (mit Kalzium angereichert)	bis 120
Tofu	105
Magerquark	90
Mineralwasser (verschiedene Sorten)	10 bis > 600 mg/l

12+0 bis 15+6 SSW

So geht's dem Baby
Die äußerlichen Geschlechtsmerkmale werden sichtbar, Bewegungen werden koordinierter, einige Organe nehmen ihre Funktion auf.

So geht's mir
Die Hormone stabilisieren sich, langsam kommt die Energie zurück.

Daran muss ich denken

- 2. Vorsorgetermin vereinbaren
- falls gewünscht, weitere pränataldiagnostische Maßnahmen planen
- spätestens jetzt Attest für den Arbeitgeber besorgen und abgeben
- täglich 400 µg Folsäure, ab jetzt auch Omega-3-Fettsäuretabletten einnehmen

Von Kalziummangel und schlaflosen Nächten

Babys Knochen härten aus – Ihre eigenen können darunter leiden. Sie müssen jetzt besonders darauf achten, dass Ihre Kalziumreserven nicht erschöpft werden, denn durch Kalziummangel können Muskelschwäche, Knochenschmerzen, Kribbeln in den Fingern sowie ein erhöhtes Präeklampsierisiko (Schwangerschaftsvergiftung) entstehen. Achten Sie bei der Ernährung darauf, genügend Kalzium zu sich zu nehmen – mindestens 1200 mg pro Tag werden empfohlen.

Kribbeln in den Fingern kann allerdings auch von Nervenkompressionen im Handgelenk herrühren. Dieses sogenannte »Karpaltunnelsyndrom« tritt nachts verstärkt in Erscheinung und kann den Schlaf rauben. Manchmal hilft eine Handgelenksschiene, oft aber auch nicht. In der Regel verschwinden die Symptome von alleine, wenn der Körper nach der Entbindung das eingelagerte Wasser langsam ausschwemmt.

Nerven und Knochengewebe entwickeln sich weiter – und immer mehr Bewegung!

Die bislang knorpelig dünnen Knochen des Babys beginnen zu verknöchern, an der Oberlippe und den Wimpern wachsen die ersten Haare. Das weiterhin rasche Wachstum des Gehirns bedingt ein zunehmend koordiniertes Zwischenspiel zwischen Nervensystem und Muskulatur. Das Baby runzelt sogar schon die Stirn!

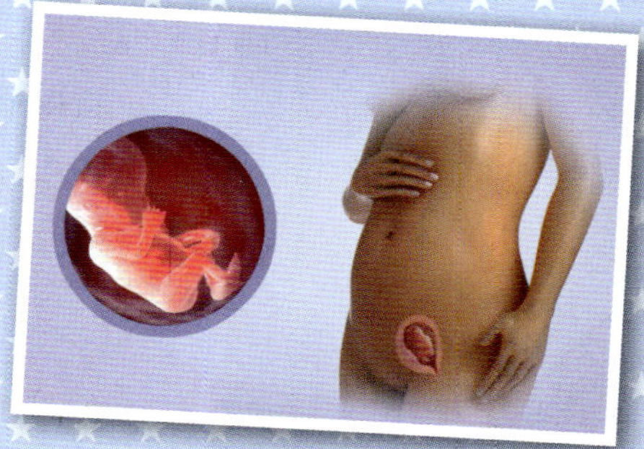

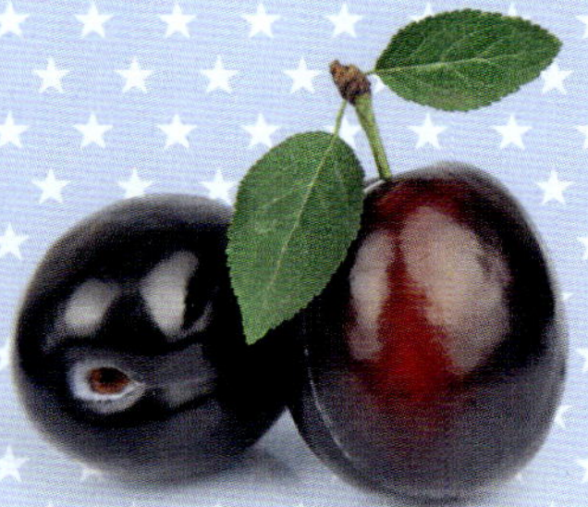

Größe vergleichbar mit einer Pflaume, ca. 6 cm

Kalziumräuber!

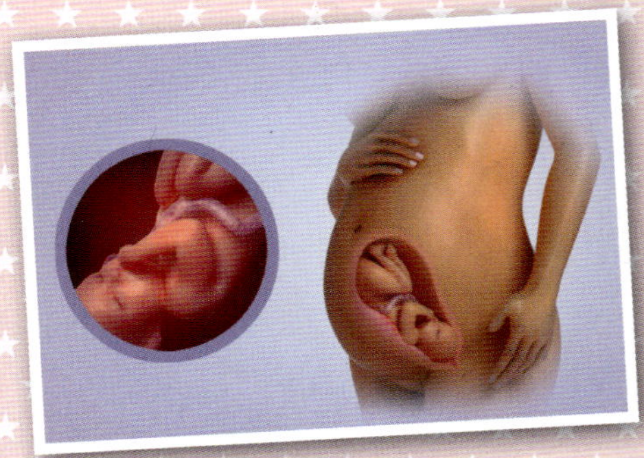

Fast alle Organe des Babys sind ausgereift, nun müssen sich noch die Knochen verdichten. Dazu wird alles Kalzium verbraucht, das dem kindlichen Kreislauf über die Plazenta zugeführt wird – im Zweifel zulasten der Mama. Neben den Knochen wachsen auch Haare und Fingernägel weiter. Die Nägel sind nun so lang, dass das Baby sich schon selbst kratzen kann.

Größe vergleichbar mit einer Kokosnuss, ca. 44–45 cm bei ca. 2100–2200 g

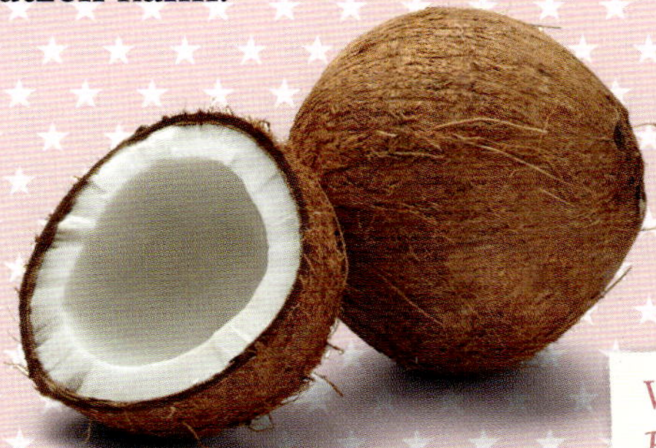

Wann kann ich mein Baby endlich spüren?

Es ist jetzt zwar schon richtig viel los in Ihrem Bauch, aber leider können Sie diese Turnübungen immer noch nicht spüren. Die Gebärmuttermuskulatur selbst kann nämlich keine Empfindungen weiterleiten. Diese Funktion übernimmt das Bauchfell – eine extrem empfindliche, dünne Haut, die allen Organen im Bauchraum aufliegt. Da das Bauchfell auf der Außenseite der Gebärmutter liegt, muss die Kraft der Kindsbewegungen bis hierher durchdringen, bevor das Gefühl ans Gehirn weitergeleitet werden kann. Wenn sich der Mutterkuchen übrigens an der Vorderwand der Gebärmutter entwickelt hat, liegt dieser wie ein Stoßdämpfer zwischen Baby und Bauchfell – dann werden Sie vermutlich sogar noch länger auf die ersten kleinen Tritte warten müssen …

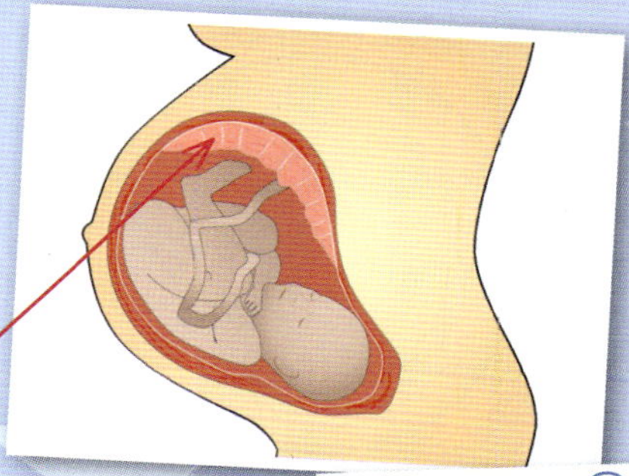

Keine Lust auf Kuschelrock oder Walgesang?

Keiner weiß, wie lange Sie sich im Kreißsaal aufhalten werden – vorsichtshalber sollten Sie etwas Musik im Gepäck mitbringen, damit Sie sich nicht mit der Auswahl liegen gebliebener CD-Restbestände begnügen müssen. Erstellen Sie eine Playlist auf Ihrem MP3-Player oder brennen Sie eine CD für den Klinikkoffer.

Lieblingsinterpreten sogenannter »Kreißsaal-Playlists« lauten:

- Norah Jones
- Katie Melua
- Annett Louisan
- Adele
- Enya
- Jean Michel Jarre
- Mike Oldfield
- Loreena McKennitt
- Barocke Klassik oder Mozart
- Blues/Jazz

Viele Kreißsäle sind inzwischen mit CD- oder MP3-Playern ausgestattet. Erkundigen Sie sich im Voraus.

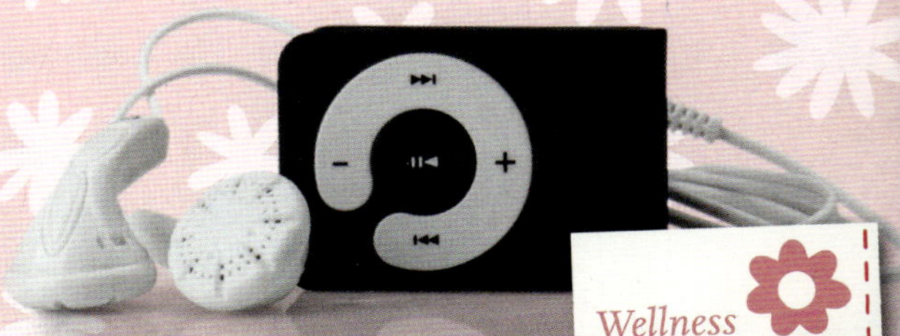

Wellness

Stabilisierte Hormone und weitere Veränderungen

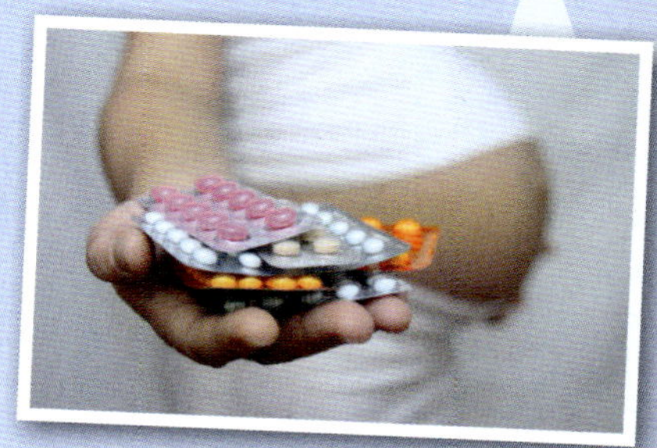

Der 4. Monat ist endlich erreicht, ab jetzt stabilisieren sich die Hormonwerte. Vielleicht bemerken Sie ja das eine oder andere »Symptom«, das Sie gar nicht der Schwangerschaft zuschreiben:

- Die Haare werden dichter (sie fallen nicht mehr aus!).
- Das Hormon Progesteron kann »pubertäre« Züge an der Haut bewirken.
- Östrogen wiederum fördert die Durchblutung und lässt die Haut besonders strahlen, kann aber auch zu vermehrter Pigmenteinlagerung im Gesicht führen – dies verschwindet meist nach der Entbindung. Sonnenschutz ist besonders wichtig!
- Alle Gewebe sind prall und besser durchblutet – auch das Zahnfleisch. Zahnseide und gründliches Putzen, eventuell auch eine professionelle Zahnreinigung, vermeiden Zahnfleischentzündungen.

Beachten Sie kleine Änderungen bei der Dosierung der empfohlenen Mikronährstoffe:

- 400 µg Folsäure sind ab jetzt ausreichend.
- Dafür sollten Sie zusätzlich Omega-3-Fettsäuren zu sich nehmen.

Lippenbalsam für den Kreißsaal

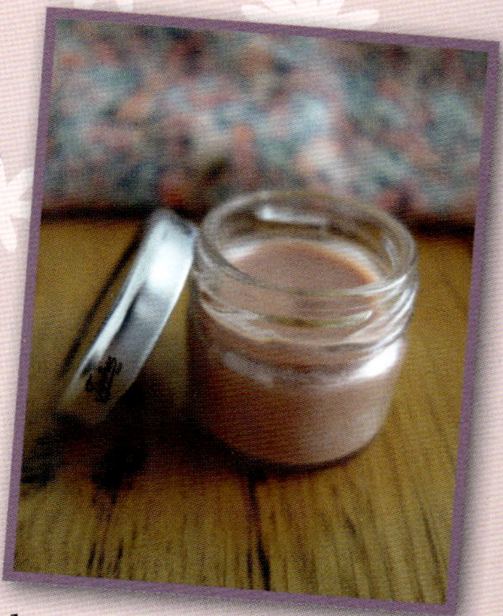

Das wird benötigt: 1 EL Bienenwachs • 2 EL Mandelöl • einige Tropfen Rosenöl • wenn gewünscht, einige abgehobelte Späne Lippenstift in Ihrer Lieblingsfarbe • wärmebeständiges Glas mit Schraubdeckel (z. B. kleines Marmeladenglas) • Trichter • kleine Gefäße zum Abfüllen

So wird's gemacht:

- In einem kleinen Topf Wasser erwärmen.
- Bienenwachs und Mandelöl in das Marmeladenglas geben, mit dem Schraubdeckel verschließen und im Wasserbad schmelzen.
- Glas aus dem Wasserbad nehmen, aufschrauben, mit einem Holzstab umrühren.
- Das Rosenöl Tropfen für Tropfen bis zur gewünschten Duftintensität zugeben.
- Lippenstiftspäne unter Rühren bis zur gewünschten Farbintensität hinzufügen.
- Den fertigen Balsam mit dem Trichter in die vorbereiteten Behälter füllen und aushärten lassen.

Sport tut gut!

Nicht nur das Baby soll fleißig turnen! Sport ist auch für die Mama durchaus empfehlenswert – selbst für Frauen, die bisher keinen Sport getrieben haben. Studien zeigen, dass sich sportliche Aktivität positiv auf die Kindsentwicklung, den Geburts- und sogar den Wochenbettsverlauf auswirkt. Sie sollten drei Einheiten à 20 bis 40 Minuten pro Woche anstreben.

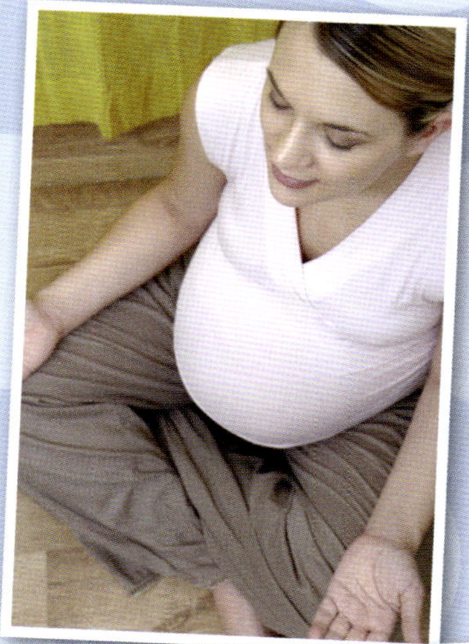

Geeignete Sportarten:

- in den ersten Monaten sanftes Jogging
- Nordic oder »Brisk« Walking
- Schwimmen
- Radfahren
- Training auf dem Crosstrainer oder Ergometer
- sanfte Gymnastik und Yoga

Ratschläge für mich !

Tipps, damit sich das Baby aus der Steißlage wendet

- Viel Schwimmen! Im Wasser ist die Wirkung der Schwerkraft fast aufgehoben.
- Begeben Sie sich in die »indische Brücke« – in Rückenlage das Becken mit Kissen ca. 30 cm hoch aufbocken. Zweimal 20 Minuten täglich am Boden liegen.
- Eine erfahrene Hebamme kann Ihnen mit Akupunktur oder Moxibustion weiterhelfen.

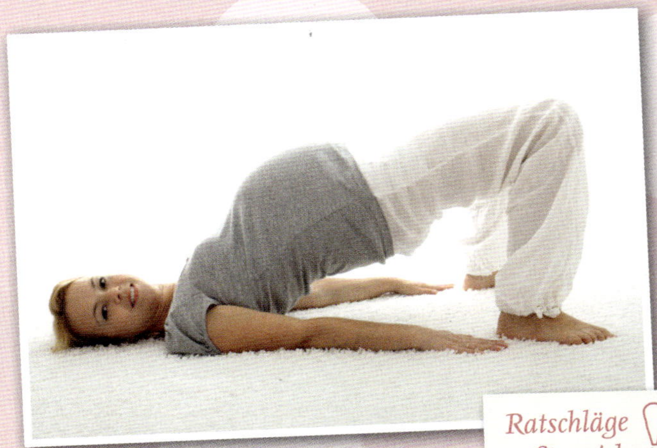

Für die »indische Brücke« sollten Sie Ihr Becken mit einem Kissen stützen.

Ratschläge für mich !

Vorsicht, keine sportlichen Höchstleistungen!

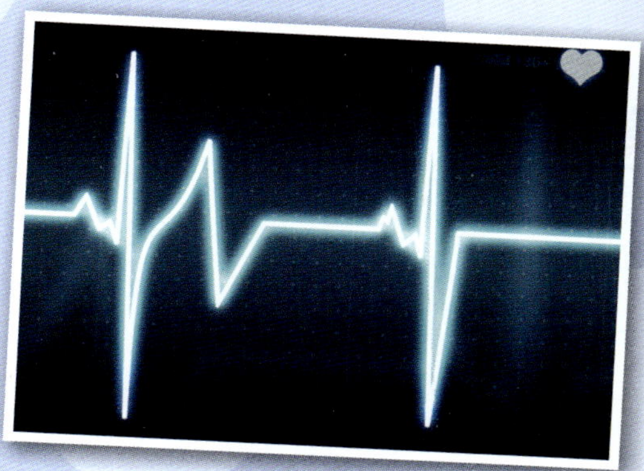

Die Wirkung der Schwangerschaftshormone verändert durchaus Ihre (frühere) Leistungsfähigkeit – beachten Sie Ihre neuen Grenzen:

- Ihr Ruhepuls steigert sich um ca. 10 Schläge pro Minute, denn das Herz muss 30% mehr Blutvolumen durch Ihren Kreislauf befördern. Beim Sport sollte ein Puls von 150 Schlägen pro Minute nicht überschritten werden.
- Auch die Lungenfunktion ist bei vielen Schwangeren schon in den ersten Monaten eingeschränkt; Sie werden schneller kurzatmig.

Ratschläge für mich !

Hilfe, Steißlage!

Ihr Baby gehört zu den 10 %, die noch nicht die Schädellage bevorzugen? Bis zur 36. Schwangerschaftswoche ist das kein Grund zur Sorge. Dann öffnet sich ein Zeitfenster bis zur 38. Woche, in dem über eine »äußere« Wendung nachgedacht werden kann: Dabei wird mit speziellen Handgriffen an der Bauchdecke versucht, das Baby aus dem Becken der Mutter herauszuheben und zu einer halben Drehung zu bewegen. Die Erfolgschance liegt bei ca. 50 %, es sollte aber nur unter idealen Voraussetzungen in einem Kreißsaal versucht werden.

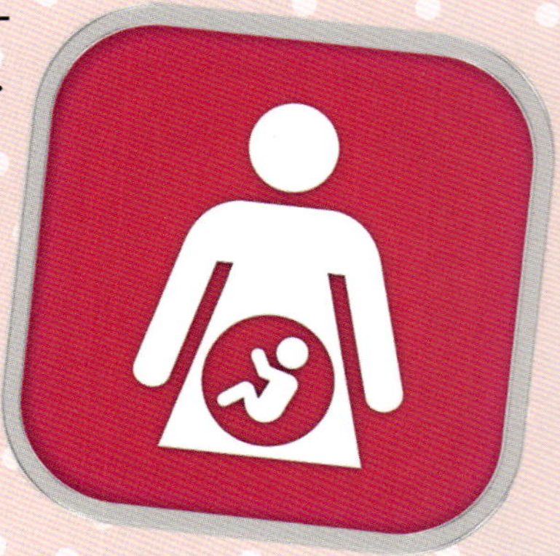

Die Steißlage, bei der das Baby mit dem Po nach unten liegt, ist jetzt noch kein Grund zur Sorge.

Zur Stärkung beim Sport …

… oder zur Belohnung danach. Liefert Eiweiß, Kohlenhydrate und Mineralstoffe; füllt die Reserven wieder auf und hilft dem Muskelaufbau nach dem Sport.

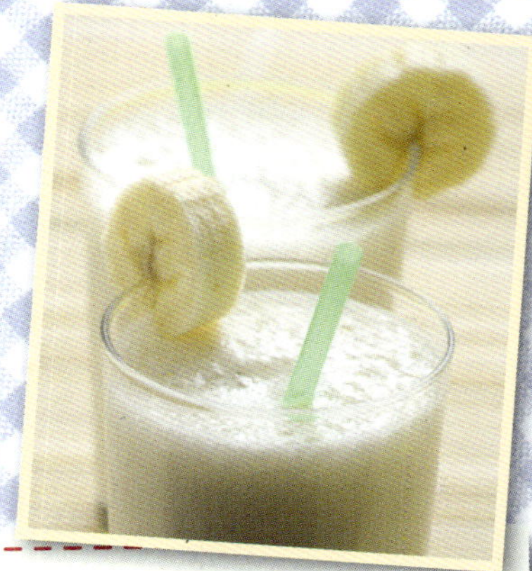

Isotonisches Zitronenwasser

Zutaten

- 100–200 ml frisch gepresster Zitronensaft
- 1 Messerspitze Meersalz
- 800–900 ml kaltes, klares Wasser

So wird's gemacht:

Zutaten in eine Sportflasche abfüllen und während und nach dem Sport trinken.

Bananen-Shake

Zutaten

- 2 reife Bananen
- 250 ml fettarme Milch
- Honig nach Geschmack
- ca. 4 Eiswürfel

So wird's gemacht:

Alle Zutaten im Mixer oder mit dem Zauberstab gut verquirlen und genießen.

Wie herum liegt das Baby?

Der Bauch wird immer häufiger hart, vielleicht spüren Sie auch schon, dass das Baby dadurch etwas tiefer ins Becken gerutscht ist. Wenn das Köpfchen bei der letzten Vorsorgeuntersuchung schon in Richtung Becken zeigt, ist das wunderbar: In dieser Lage wird es höchstwahrscheinlich auch bleiben. Sitzt das Baby noch mit dem Popo nach unten, sollten Sie sich keine Sorgen machen: Der Geburtstermin ist noch weit genug entfernt – einige Babys lassen sich einfach etwas mehr Zeit, bis sie sich für die Schädellage entscheiden.

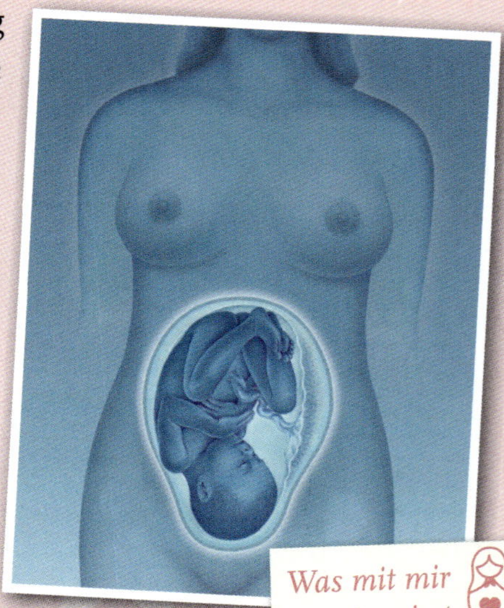

Die ideale Ausgangsposition für die Geburt: Das Baby liegt mit dem Kopf nach unten.

Junge oder Mädchen?

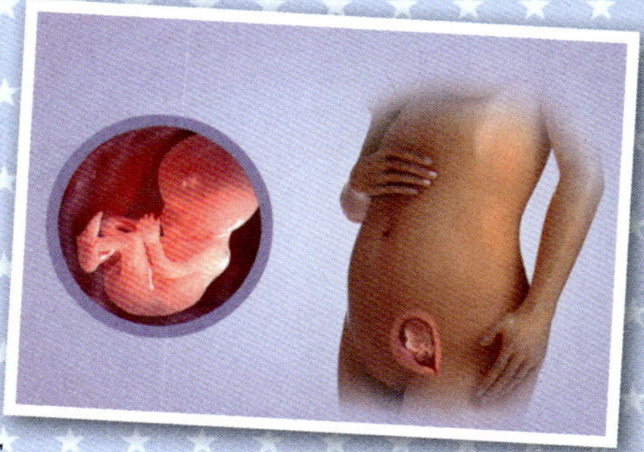

Jetzt, wo Sie ziemlich sicher sein dürfen, dass das Baby gesund gedeiht, wächst auch die Neugier: Was wird's denn wohl werden? Die ist diese Woche umso mehr berechtigt, denn die Differenzierung der äußeren Geschlechtsorgane wird jetzt abgeschlossen.

Insgesamt steht das Wachstum des Nervensystems weiter im Vordergrund und damit verbunden die zunehmend feingesteuerten Bewegungen. Zu den notwendigen Übungen gehören übrigens auch das Schlucken und Atmen. Die Nieren produzieren allerdings auch unabhängig von der geschluckten Fruchtwassermenge Urin: Die Flüssigkeit dafür bekommt das Baby über die Nabelschnur.

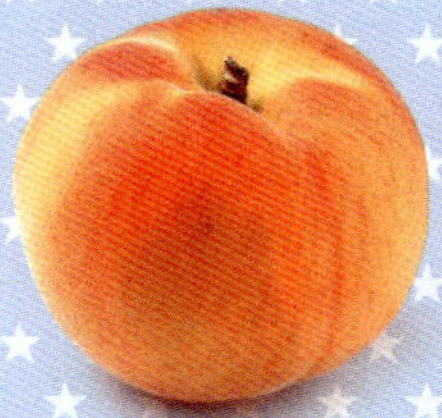

Größe vergleichbar mit einem Pfirsich, ca. 6–7 cm

97 % gesundes Überleben

Käme Ihr Baby diese Woche auf die Welt, hätte es gesunde Überlebenschancen von 97 %. Die allergrößten Hürden sind also geschafft! Die Fruchtwassermenge hat ein Maximum erreicht, das Baby trinkt ständig – im 40-Minuten-Rhythmus füllt sich der Magen. Inzwischen ist der Geschmackssinn so empfindlich, dass das Baby über das Fruchtwasser die Würze der Speisen schmecken kann, die Sie zu sich nehmen.

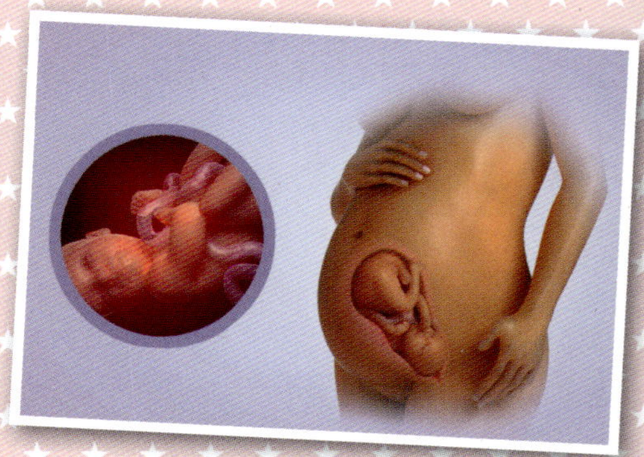

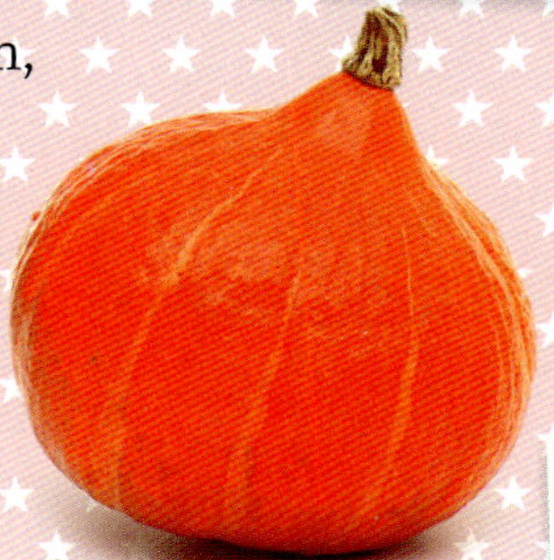

Größe vergleichbar mit einem Hokkaido-Kürbis,
ca. 42–44 cm bei ca. 1900–2000 g

Strahlen Sie schon?

Es ist etwas Ruhe eingekehrt. Vielleicht warten Sie immer noch auf das magische Strahlen und »Aufblühen«, von dem alle reden – das Sie selbst aber so gar nicht nachvollziehen können. Dennoch geht's ein bisschen besser, Sie haben sich an die Einschränkungen gewöhnt und freuen sich darüber, schon mitten im 4. Monat angelangt zu sein. Das Schlimmste ist überstanden. Spätestens in zwei bis drei Wochen werden Sie mit den strahlenden Schwangeren mitreden können!

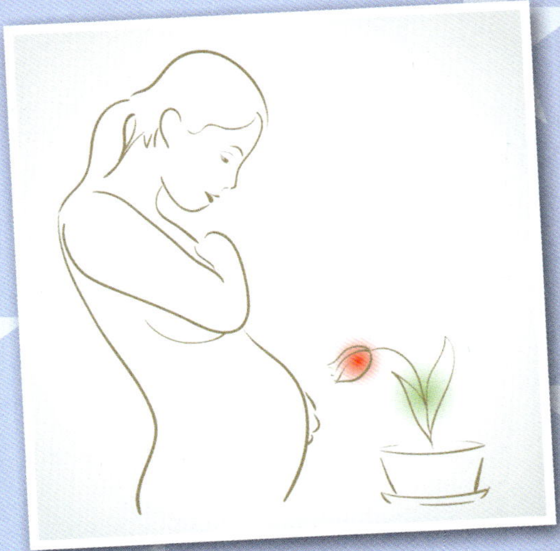

32+0 bis 35+6 SSW

So geht's dem Baby

Die Funktion aller Organe – auch Lunge und Darm – reift weiter aus, die Sinne werden geschärft und das Baby erreicht die 100 %ige Überlebensfähigkeit.

So geht's mir

Der Bauch reicht Ende des Monats bis an den Rippenbogen. Damit ist er auch immer mehr im Weg und Ihre Beweglichkeit wird zusehends eingeschränkt. Übungswehen setzen ein. Lichtblick: Der Mutterschutz beginnt!

Daran muss ich denken

- 7. und 8. Vorsorgeuntersuchungen vereinbaren
- Anträge für Mutterschaftsgeld bei der Krankenkasse und Elternzeit mit Attest über voraussichtlichen Entbindungstermin beim Arbeitgeber einreichen
- Mutterschutz beginnt
- Haus und Kinderzimmer langsam vorbereiten
- Kliniktasche packen

Junge oder Mädchen? Oder wollen wir das überhaupt wissen?

Nur noch selten lassen sich Eltern heutzutage bei der Geburt überraschen – die Verlockung der diagnostischen Möglichkeiten ist zu groß. Wenn Sie das Geheimnis bewahren wollen, sagen Sie es unbedingt vor jeder Ultraschalluntersuchung; der Arzt soll Ihnen die Überraschung auf keinen Fall verderben!

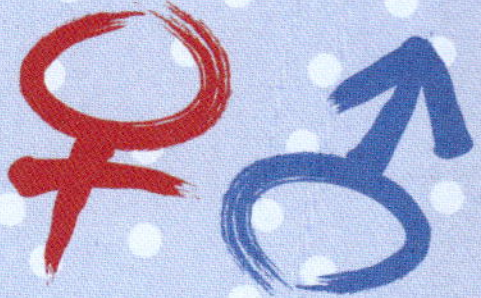

Möglichkeiten der Geschlechtsbestimmung:

- nach einer Chorionzottenbiopsie oder einer mütterlichen Blutanalyse auf fetale Chromosomen ab der 11. Schwangerschaftswoche
- nach einer Amniozentese und FISH-Diagnostik in der 15.–16. Schwangerschaftswoche
- mittels Ultraschall frühestens ab der 16. Schwangerschaftswoche

Vorsicht bei der Ultraschalldiagnostik

Die durch den Einfluss mütterlicher Östrogene überproportional großen Geschlechtsteile eines Mädchens können noch bis zur ca. 16. Schwangerschaftswoche denen eines Jungen zum Verwechseln ähneln!

Praktische Wickelunterlage und Wickeltasche in einem

Das wird benötigt:

- 40 x 60 cm Wachstuch für die Innenseite
- 40 x 60 cm festerer Stoff für die Außenseite
- 40 x 40 cm Stoff für die Utensilientasche
- 100 cm Schmuckband für den Verschluss

So wird's gemacht:

- Den Stoff für die Utensilientasche auf 40 x 20 cm links auf links falten.
- Dieses Rechteck unten bündig auf das Wachstuch legen und an den Außenkanten festnähen.
- Senkrechte Abnäher setzen, sodass zwei bis drei Taschen entstehen.
- Den genauen Mittelpunkt des Außenstoffs ermitteln, hier das Schmuckband der Länge nach auflegen und nur am Mittelpunkt festnähen. Band locker verknoten.
- Wachstuch und Außenstoff rechts auf rechts feststecken (die Utensilientasche und das Schmuckband liegen in diesem Arbeitsschritt also »innen«) und ringsum absteppen, dabei – ganz wichtig! – eine kleine Öffnung zum Wenden lassen.
- Jetzt wenden – d. h. die »rechten« Seiten nach außen stülpen, damit Taschen und Band zum Vorschein kommen. Die Öffnung, durch die gewendet wurde, zusteppen.
- Die Matte ringsum noch mal mit ½ cm Abstand absteppen.

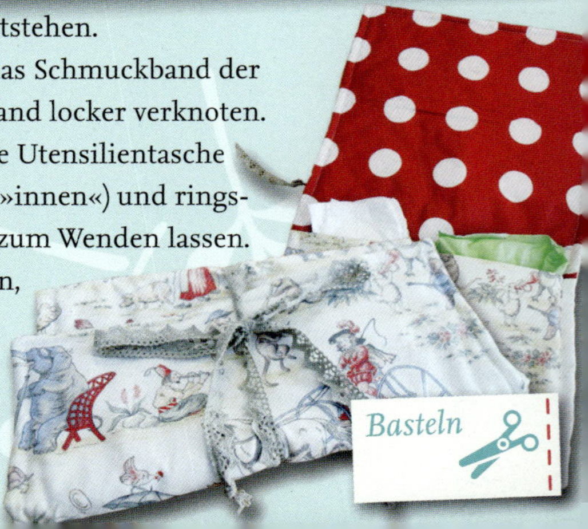

Basteln

Wunschkinder

Hätten Sie's gedacht?

Amerikanische Kinderwunschzentren nennen klare Statistiken: Frauen aus China und Indien wünschen sich vorwiegend Jungen, Amerikanerinnen und Europäerinnen etwas häufiger Mädchen.

Eine Umfrage der deutschen Website *www.eltern.de* von 2013 bestätigt die amerikanische Beobachtung: Von 8600 Befragten liegt die Wunschkindpräferenz mit 64 % beim Mädchen.

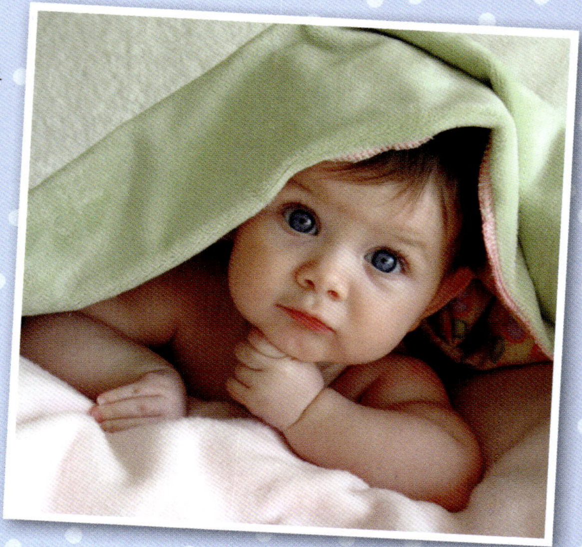

Hätten Sie's gewusst?

Ein Baby wird im Durchschnitt 7000-mal im Leben gewickelt!

In anderen Kulturen sind Windeln völlig unbekannt. Im ländlichen China zum Beispiel ist der Anblick von Babys und Kleinkindern mit offener »Hintertür« – zu jeder Jahreszeit – absolut alltäglich!

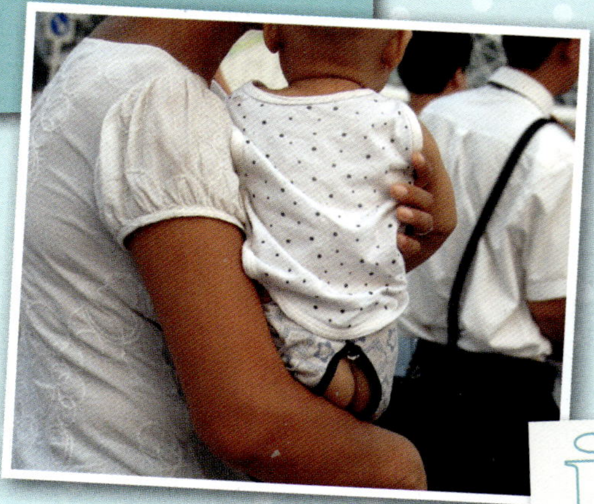

Wie wär's mit einer »Was wird's wohl werden?«-Party?

Ein neuer Trend aus den USA – dem Land mit der passenden Party zu jedem Anlass: Statt nüchtern beim Frauenarzt lässt man sich bei einem Fest im Kreise der Familie und Freunden von der Nachricht überraschen, ob es ein Junge oder Mädchen wird. Das Untersuchungsergebnis wird vom Arzt in einem Umschlag überreicht und dieser an eine Konditorei oder eine gute Freundin übergeben, die dann die Überraschung vorbereiten.

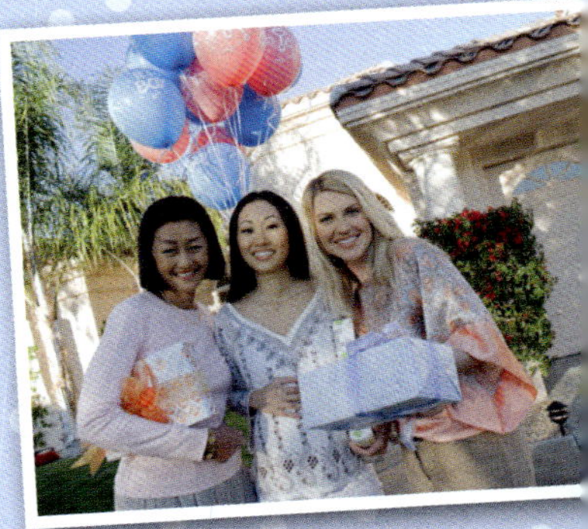

Der »Revealing Cake«: Ein Rührkuchen wird mit Lebensmittelfarbe rosarot oder blau gefärbt und sorgfältig mit Guss, Zuckerpaste oder Sahne umhüllt. Der Anschnitt vor Publikum lüftet das Geheimnis.

Die »Ballonkiste«: Rosafarbene oder hellblaue Heliumballons werden in eine große Kiste mit Riesenschleife verpackt. Beim Auspacken schwebt dann die »Antwort« für alle gut sichtbar zum Himmel.

Lassen Sie sich im Internet inspirieren!

Interessante Websites zum Thema Wickeln

- **www.utopia.de/ratgeber/mein-oekorrektes-baby:** Ein informativer Beitrag von Sandra Maischberger, damals Jungmutter, zum Thema »ökorrektes Wickeln«.
- **www.windeldienst.de:** Wenn Sie Stoffwindeln nicht selbst waschen wollen, finden Sie hier einen Windeldienst in Ihrer Nähe.
- **www.test.de, www.oekotest.de:** Die Stiftung Warentest und Ökotest testen regelmäßig die gängigsten Einwegwindeln.

»Was wird's wohl werden?«-Kuchen

Supersaftig und supereinfach: Hier dient der Quarkbecher als Maß für Zucker, Öl und Mehl!

So wird's gemacht:

- Für die Buttercreme alle Zutaten bei Zimmertemperatur verarbeiten: Den Frischkäse cremig rühren, nach und nach die weiche Butter dazugeben, dann den gesiebten Puderzucker unterrühren. Im Kühlschrank fest werden lassen.
- Für den Kuchen den Ofen auf 160 °C vorheizen. Zuerst den Quark in die Rührschüssel geben. Der Becher dient jetzt als Maß für die restlichen Zutaten. Zucker, Zesten und Saft der Zitrone unterrühren.
- Rosarote bzw. blaue Lebensmittelfarbe nach Augenmaß in das Öl geben, gut mischen und mit den Eiern unter die Quarkmischung rühren.
- Mehl und Backpulver zusammensieben und unterheben.
- Teig in einer gefetteten Springform (ø 28 cm) ca. 70 Minuten backen.
- Kuchen auf einem Gitter auskühlen lassen. Mittig durchschneiden.
- 1/3 der Buttercreme ebenfalls mit der Lebensmittelfarbe blau oder rosa einfärben, auf der Schnittfläche verteilen, Kuchenhälften zusammensetzen.
- Kuchen mit der restlichen (ungefärbten) Creme »blickdicht« umhüllen, nach Laune weiter verzieren.

Zutaten

Für den Kuchen

1 Becher (500 g) Quark (40 % Fett i. Tr.) • 1 Becher Zucker • Zesten und Saft einer unbehandelten Zitrone • 2/3 Becher geschmacksneutrales Öl • 4 Eier • 2 Becher Mehl • 1 Päckchen Backpulver • Lebensmittelfarbe (rosa oder blau)

Für die Frischkäse-Buttercreme

600 g Frischkäse • 375 g Butter • 375 g Puderzucker

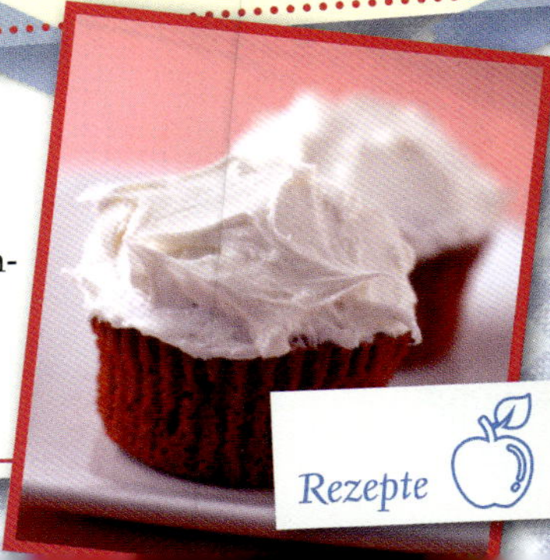

Wickelalternativen im Überblick

	Einwegwindeln	*Öko-Einwegwindeln*	*Stoffwindeln*
Schadstoffexposition fürs Baby	★★★	★★★	★★★
Hautverträglichkeit	★★-★★★ *(halten besonders trocken)*	★★	★★-★★★ *(sind besonders luftdurchlässig)*
Saugkraft	★★-★★★	★★	★-★★
Praktikabilität	★★★	★★★	★-★★
Kosten	★-★★★	★★★	★★-★★★
Öko-Bilanz	★-★★	★★	★★-★★★ *(je nach Reinigungsart)*

(★★★ gut, ★★ mittel, ★ schlecht)

»Was wird's wohl werden?«-Ballonkiste

Das wird benötigt:

• Umzugskiste • XXL-Packpapier • schwarzes Tonpapier (A2-Format) • rosa oder hellblaue Luftballons • große Schleife • Heliumgas

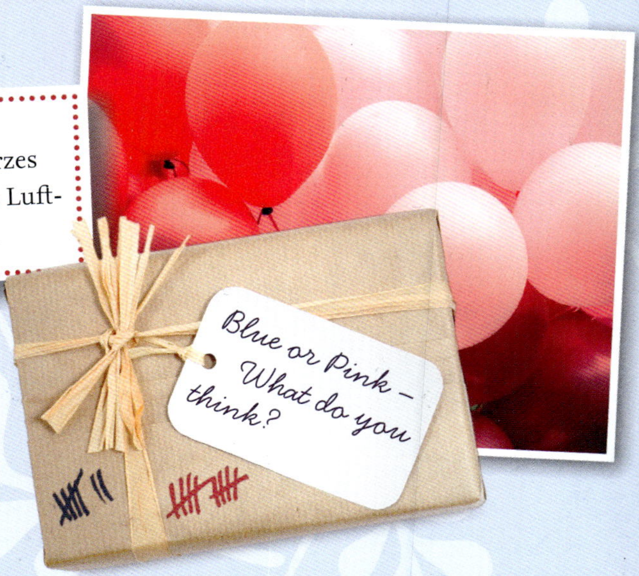

So wird's gemacht:

- Die Luftballons mit Helium füllen.
- Ballons in den Umzugskarton stecken und den Karton schließen.
- Karton mit Packpapier einwickeln.
- Tonpapier zuschneiden und dekorieren, z. B. mit dem Spruch »Blue or Pink – What do you think?«. Die Gäste dürfen dann auf dem Karton auf einer Strichliste ihren Tipp abgeben.
- Mit der Schleife dekorieren.

Einweg- oder Stoffwindeln?

Die Schere zwischen »Pampers« und der selbst gewaschenen Stoffwindel ist groß. Ideal wäre eine praktische, schadstoffarme, supersaugfähige Windel, die die Umwelt möglichst wenig belastet.

Regelmäßig setzen sich große Warentestunternehmen mit dem Thema Windeln auseinander und zeigen: Die meisten Windeln funktionieren gut, manche ein bisschen besser, aber keine setzen den Babypopo Schadstoffen aus. Ganz anders die Ökobilanz: Die ist bei den selbst gewaschenen Windeln wahrscheinlich etwas besser (vorausgesetzt, man wäscht die Windeln wirklich selbst und nicht bei 95 °C). Es bleibt also Ihre ganz persönliche Entscheidung zwischen Praktikabilität und gutem Gewissen …

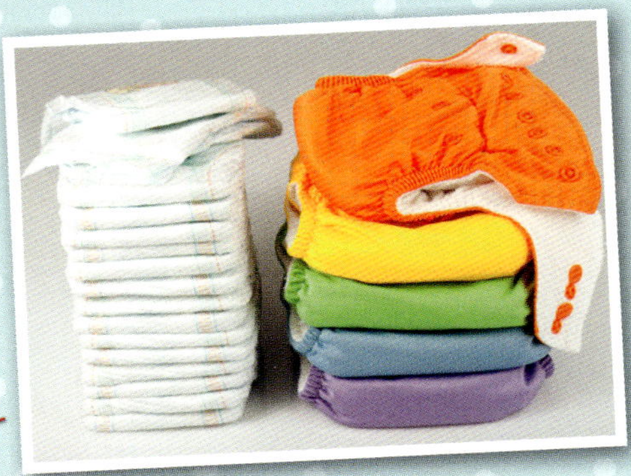

Ab jetzt hört Baby mit

4. Monat | 14+0 SSW | noch 182 Tage

Das Baby wächst nun rasant, die Knochen werden dichter, immer mehr Organe nehmen ihre Funktion auf: Die Milz produziert rote Blutkörperchen, die Leber Gallenflüssigkeit, die Bauchspeicheldrüse Insulin. Die Augen treten unter den noch verschlossenen Lidern in die letzte Entwicklungsphase ein, und die Gehörknöchelchen sind so weit ausgebildet, dass das Baby die ersten Geräusche wahrzunehmen beginnt.

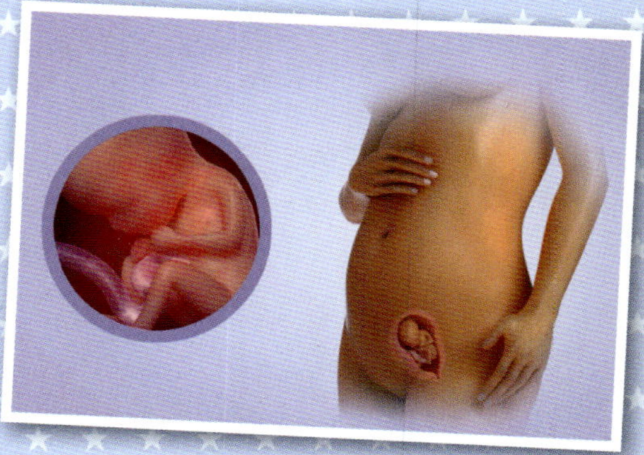

Größe vergleichbar mit einer Zitrone, ca. 8–10 cm

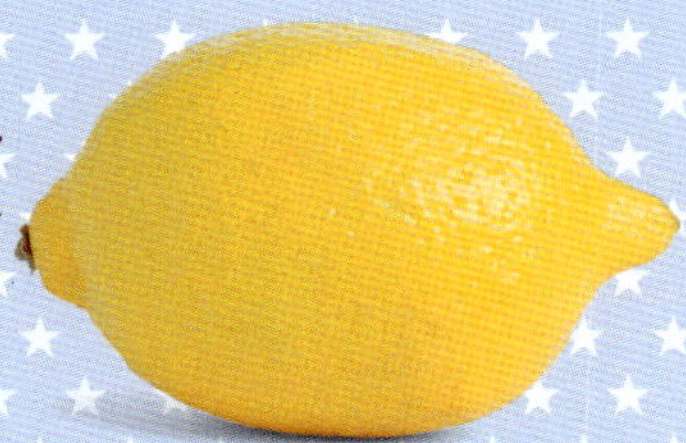

Was mit dem Baby passiert

Ab jetzt alle zwei Wochen zum Frauenarzt

Ab jetzt werden Ihre Vorsorgeuntersuchungen engmaschiger – bis zum errechneten Termin sollten Sie alle zwei Wochen bei Ihrem Arzt oder der Hebamme vorbeischauen. Sie müssen wahrscheinlich etwas mehr Zeit einplanen, denn nun werden bei jedem Termin mittels CTG der Puls des Babys und die Spannung der Gebärmuttermuskulatur über 10 bis 15 Minuten aufgezeichnet.

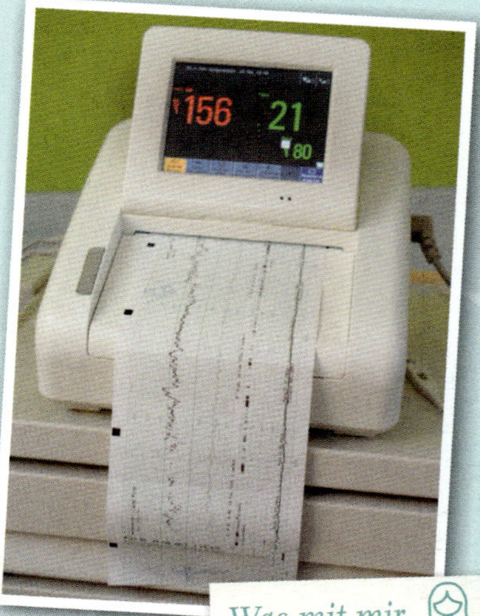

Ein lebhaftes Baby und keine Wehentätigkeit: Die zackige Linie links zeichnet den Puls des Babys auf, die gerade Linie rechts die Spannung der Gebärmuttermuskulatur.

Meilenstein

Schon 100 Tage schwanger!

Gut versorgt

Bis auf Verdauungstrakt und Lungen sind alle Organe des Babys fast ausgereift, ab dieser Woche funktioniert sogar schon der Pupillenreflex. Beim CTG (siehe S. 193) können Sie genau beobachten, ob Ihr Baby ruhig ist und ob sein Herz langsam und regelmäßig schlägt (120–160 Schläge pro Minute). Ist es zappelig, springt die Herztonkurve unruhig hin und her. Diese »Variabilität« des Pulses ist ein gutes Zeichen dafür, dass das Baby über den Mutterkuchen gut versorgt wird. Im Zweifel lässt sich die Versorgung noch genauer mit einer Kontrolle der Nabelschnurdurchblutung (dopplersonographische Ultraschalluntersuchung) abklären.

Größe vergleichbar mit einer Ananas,
ca. 40–42 cm bei 1700–1900 g

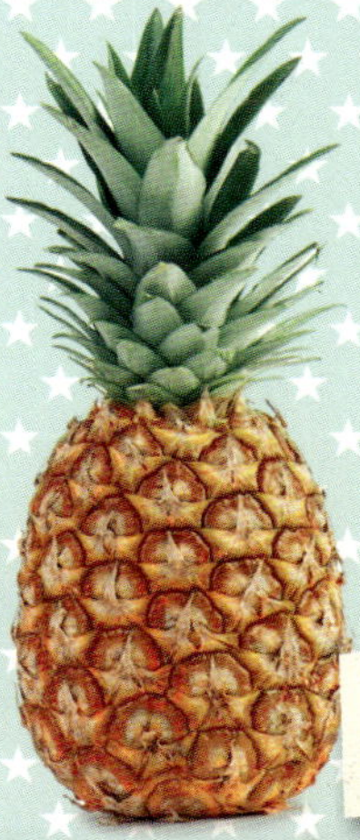

Was mit dem Baby passiert

Offensichtliche Rundungen

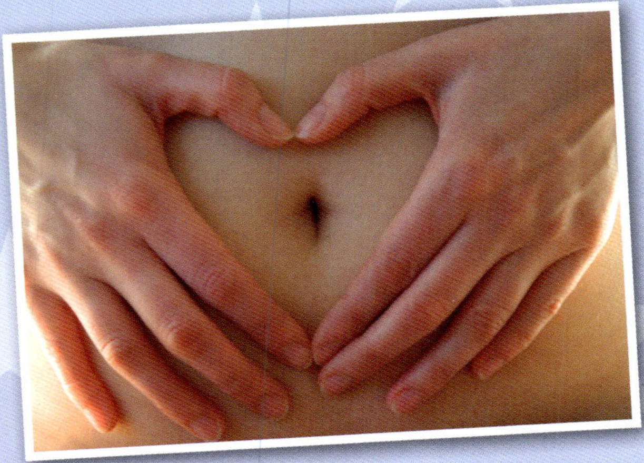

Ihre Figur hat sich nun – für Sie selbst – schon merkbar verändert.

- Der Bauch tritt etwas hervor, denn die Gebärmutter steht jetzt ca. 1–2 cm über dem Schambeinknochen. Dadurch verlagern sich alle anderen Organe weiter nach oben, die Taille verschwindet zusehends.
- Die Brust ist gewachsen und auch die Brustwarzen sind vergrößert, die Warzenhöfe dunkler geworden.

Was mit mir passiert

Babywärmflasche

Das wird benötigt:

• Babywärmflasche, ca. 15 x 25 cm • Wollreste in 3 Farben (Maschenprobe 10 x 10 cm: 25 Maschen auf 34 Reihen bei Nadelstärke 3,5 mm) • Rundstricknadel oder Nadelspiel • Applikation nach Wunsch

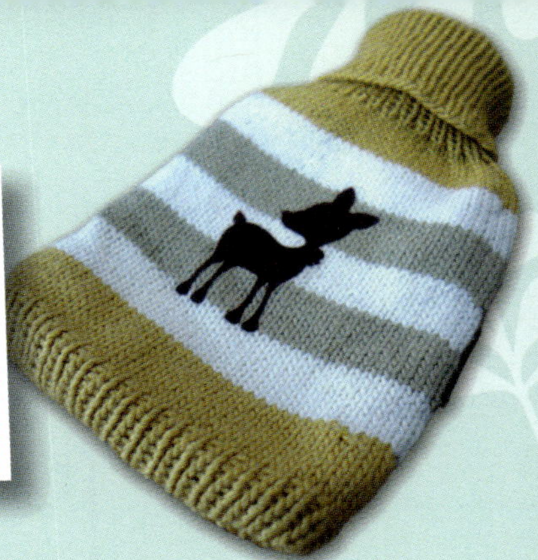

So wird's gemacht:

Maschenrunde von 70 Maschen anschlagen • Reihe 1–8 »1 M rechts, 1 M links« in Garn A • Reihe 9–16 in Garn A glatt re • Wechsel zu Garn B, 8 Reihen (R 17–24) glatt re • Wechsel zu Garn C, 8 Reihen (R 25–32) glatt re • Wechsel zu Garn B, 8 Reihen (R 33–40) glatt re • Wechsel zu Garn C, 8 Reihen (R 41–48) glatt re • Wechsel zu Garn B, 8 Reihen (R 49–56) glatt re • Wechsel zu Garn A, 6 Reihen (R 57–62) glatt re • Reihe 63 (mit Abnahmen für Flaschenhals): (1 M re, 2 M re zusammen) 3-mal wiederholen, dann 16 M glatt re, dann (1 M re, 2 M re zusammen) 6-mal wiederholen, dann 16 M glatt re, dann (1 M re, 2 M re zusammen) 3-mal wiederholen (es bleiben 58 M übrig) • Reihe 64 glatt re • Jetzt weitere 42 Reihen »1 M re, 1 M li« für den Kragen des Flaschenhalses stricken, abketten • Unterkante mit Matratzenstich verschließen, Fäden vernähen, dämpfen, Applikation aufsticken oder -bügeln

Basteln

Wie rund ist zu rund?

Die »gesunde« Gewichtszunahme in der Schwangerschaft orientiert sich an Ihrem Ausgangsgewicht. Besonders schlanke Frauen sollten 12,5–18 kg zunehmen, normalgewichtige 11–14 kg und übergewichtige 7 bis maximal 11 kg. Bis jetzt sollten Sie ca. 2–4 kg zugenommen haben, ab nun pro Woche zwischen 400 g und 600 g.

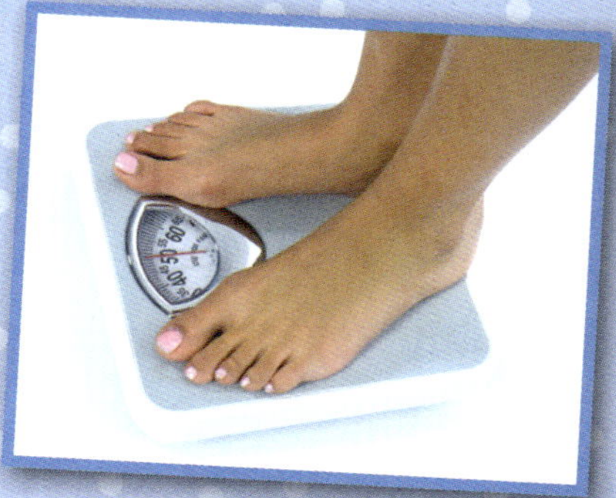

Wundern Sie sich nicht, wenn die Waage nicht ganz lehrbuchmäßige Sprünge zeigt. Gerade in den ersten Wochen kann es zu einem Gewichtssprung kommen, da Sie dem Unwohlsein mit »ungesunden« Essgewohnheiten begegnet sind. Jetzt, da Sie sich langsam besser fühlen, müsste es Ihnen auch leichterfallen, weniger Ihren Gelüsten und mehr den gesunden Ernährungsempfehlungen zu folgen.

Belebendes Körperpeeling

Dieses duftende Peeling ist sowohl unter der Dusche als auch in der Badewanne anzuwenden.

Das wird benötigt:
1 Tasse grobes Meersalz • ½ Tasse Olivenöl • 4–8 Tropfen ätherische Öle (z. B. Rosmarin und Pfefferminze oder Neroli) • Vorratsglas

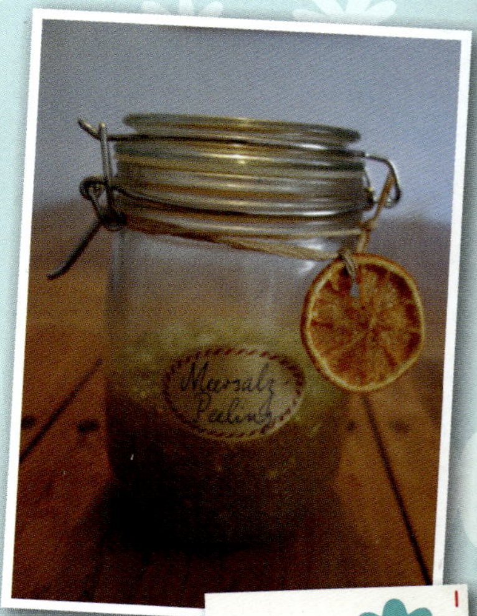

So wird's gemacht:
- Die ätherischen Öle gut mit dem Olivenöl mischen.
- Öle über das Salz gießen und gut mischen, gegebenenfalls etwas mehr Duftöl zugeben.
- In das Vorratsglas abfüllen.

Woher die Kilos kommen

Am Ende der Schwangerschaft verteilt sich die Gewichtszunahme folgendermaßen:

3–4 kg Baby
3 kg mütterliches Fettpolster
1,5 kg Wassereinlagerung
1,5 kg zusätzliches Blutvolumen
1 kg vermehrte Gebärmuttermuskulatur
700 g Mutterkuchen
700 g Fruchtwasser
500 g vermehrtes Brustgewebe

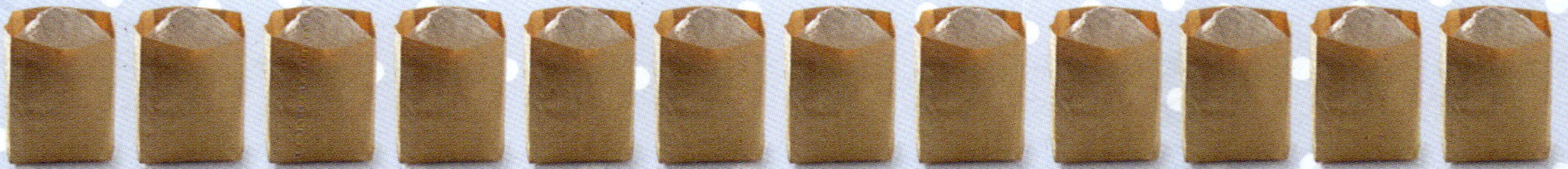

Etwa 12 kg werden Sie während der Schwangerschaft zunehmen – das entspricht 12 Tüten Mehl!

Tipps bei Rückenbeschwerden

- Heben Sie Lasten nie aus dem Rücken – immer über die Hocke zum Stand kommen (siehe S. 86).
- Versuchen Sie bewusst, dem Hohlkreuz nicht nachzugeben. Ziehen Sie das Becken nach vorne und oben, das stärkt auch die Beckenbodenmuskulatur.
- Vermeiden Sie zu hohe Absätze – 2–3 cm Absatz sind ideal.
- Treiben Sie rückenstärkenden Sport wie Schwimmen, Pilates, Yoga.
- Im Orthopädiefachhandel gibt es Bauchstützgurte, die dabei helfen, den Rücken zu entlasten.
- Entspannen Sie sich im Liegen mit einer Wärmflasche, einem Wärmekissen oder in der warmen Badewanne.
- Schlafen Sie in Seitenlage mit einem Stillkissen zwischen den Knien.

Diese einfachen Yogaübungen helfen Ihnen bei Rückenschmerzen.

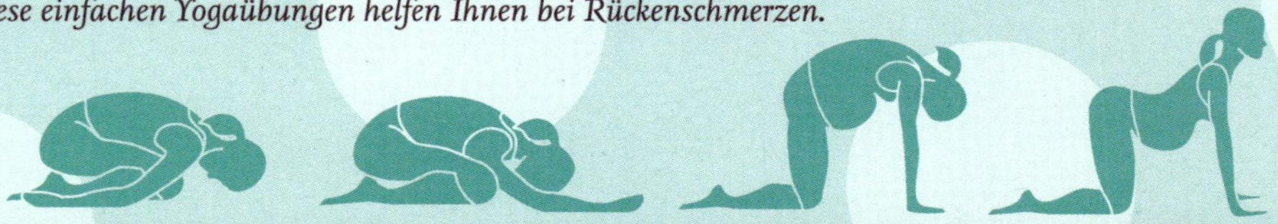

Garderobentipps

Wenn Ihre normalen Kleider langsam eng werden, müssen Sie nicht gleich zu Umstandsmode wechseln:

- Fädeln Sie ein festes Haargummi in die Knopflöcher Ihrer Hosen und »mogeln« Sie Ihre Garderobe dadurch größer. Auch weit geschnittene Oberteile passen Ihnen noch länger.
- Ich rate meinen Patientinnen außerdem, nicht nur in Umstandsmode, sondern auch in ein bis zwei Hosen oder Röcke aus der Regelkonfektion zwei bis drei Kleidergrößen größer als gewohnt zu investieren. Für diese Teile werden Sie nach der Entbindung dankbar sein, wenn Sie der Umstandsmode leid geworden sind, ihre Vorschwangerschaftskleider aber noch nicht ganz passen.

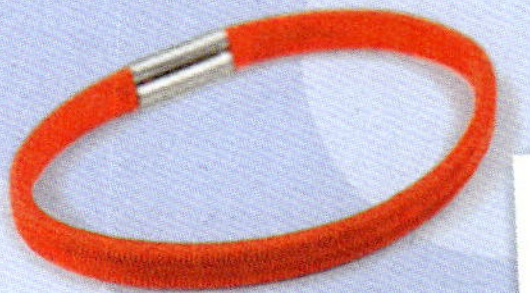

Wozu ein Haargummi alles gut sein kann …

Akupunktur

Eine bundesweite Akupunkturstudie aus dem Jahr 2006 zeigte, dass bei 1162 Patienten mit Schmerzen im unteren Rücken die Akupunkturbehandlung im Vergleich zu Schmerzmedikation, Krankengymnastik und Massage fast doppelt so wirksam war. Ähnliche Ergebnisse erzielte eine amerikanische Studie. Daher wird die Akupunkturbehandlung bei *chronischen* Rückenschmerzen inzwischen auch von vielen gesetzlichen Krankenkassen übernommen.

Die Praxiserfahrung zeigt: *Akute* Rückenschmerzen in der Schwangerschaft können oftmals auch erfolgreich mit Akupunktur behandelt werden – dies zählt allerdings nicht zum Regelleistungskatalog der Krankenkassen und muss eventuell privat bezahlt werden.

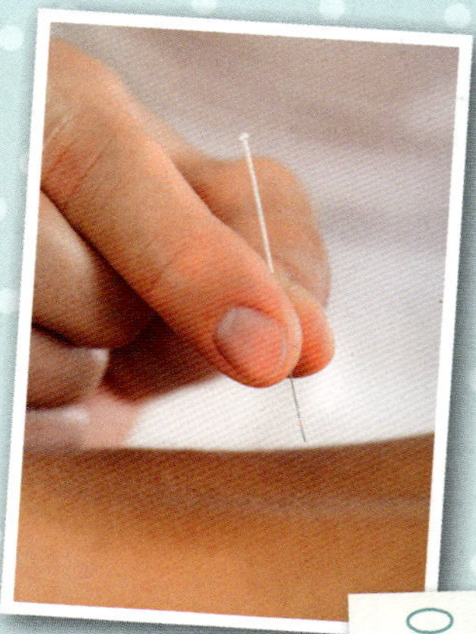

Ein genaues Auge auf die Kilos …

Auf dieser Tabelle können Sie Ihre erwartete Gewichtszunahme genau verfolgen und – wenn Sie mögen – auch die tatsächliche Zunahme im Überblick behalten.

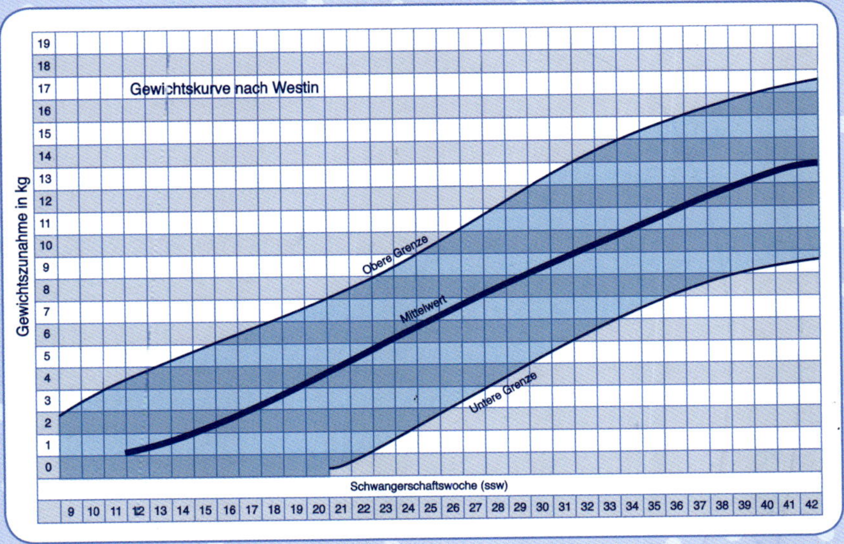

Rückenschmerzen

Wenn sich nun die Gebärmutter schmerzfrei dehnt, ist dafür das Schwangerschaftshormon Progesteron verantwortlich. Eher unangenehm macht sich diese Entspannungswirkung allerdings am Rücken bemerkbar: Bandlockerungen an Becken und Wirbelsäule sowie die durch den wachsenden Bauch veränderte Statik bedingen, dass Ihre Rückenmuskulatur dauerhaft fehlbelastet wird.

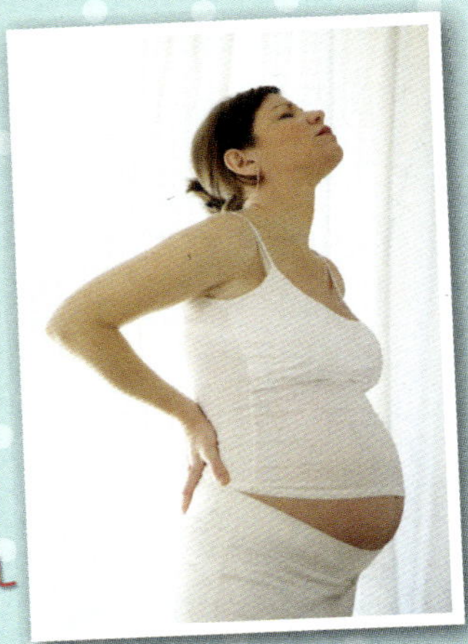

Dagegen hilft eine aufmerksame Rückenschulung – bestimmte Bewegungen sollten Sie meiden, andere hingegen üben (siehe S. 189). Suchen Sie bei Bedarf einen guten Physiotherapeuten auf, der Ihnen mit manuellen Behandlungen, Tape-Verbänden, gezielten Übungen und eventuell auch Akupressur oder Akupunktur Linderung verschaffen kann.

Haarige Zeiten

Das rasante Wachstum geht weiter: Die Knochen verdichten sich zusehends, die Haltung streckt sich. Die Haut ist dünn und durchsichtig, wird aber nun mit flaumigen Härchen bedeckt (Lanugohaare), die der Haut zum Schutz dienen. Die Kopfbehaarung entwickelt sich ebenfalls.

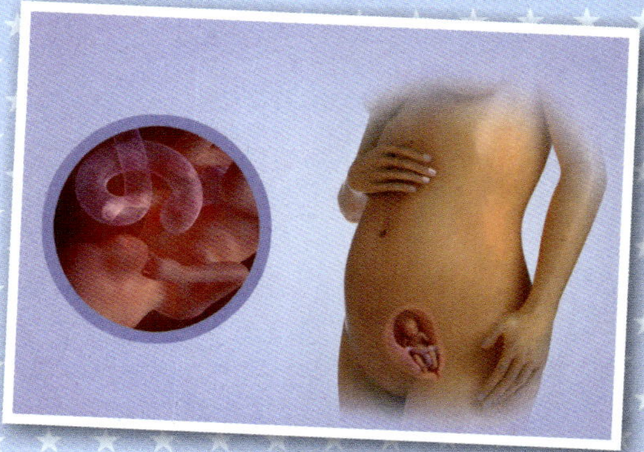

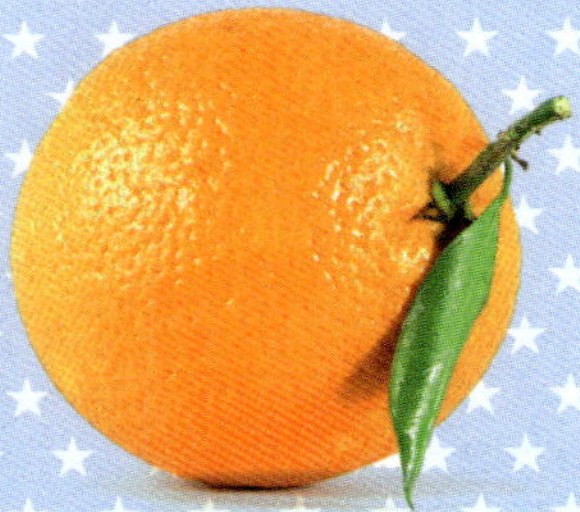

Größe vergleichbar mit einer Orange, ca. 10–12 cm

Von »wilden Wehen« ...

Spätestens jetzt lernen Sie die »wilden Wehen« kennen – Übungswehen, von denen vor ein paar Wochen schon die Rede war. Vier bis fünf dieser schmerzlosen Kontraktionen pro Stunde können vorkommen; in dieser Häufung sind sie allerdings als Zeichen zu werten, dass Sie sich gerade etwas übernehmen. Ruhen Sie sich aus und gönnen Sie sich ein warmes Bad.

Eventuell hilft etwas mehr Magnesium (z. B. zwei Kapseln »Magnetrans Forte« oder ein Beutel »Magnesium Diasporal direkt 300«), die Muskulatur zu entspannen. Nur keine Sorge, Übungswehen öffnen nicht den Muttermund – aber Sie dürfen sie als kleinen Fingerzeig deuten, dass Sie ein bisschen mehr auf sich achtgeben sollten.

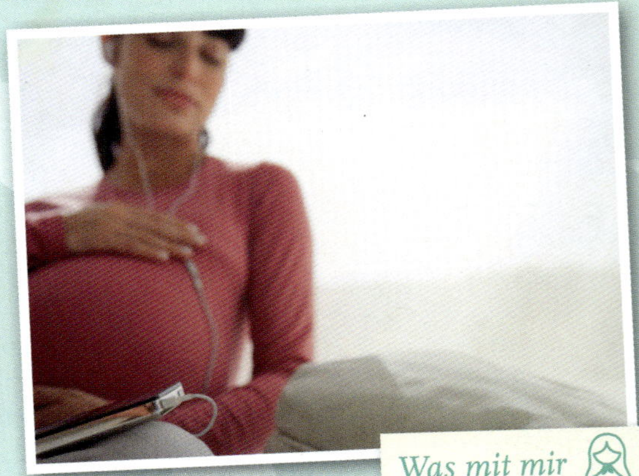

Was mit mir passiert

Junge oder Mädchen – wollen Sie's wirklich wissen?

Die Gebärmutter ist nun schon kindskopfgroß und ca. zwei Querfingerbreit über dem Schambein zu tasten. Zur optimalen Versorgung des Babys ist im Inneren der Gebärmutter der Mutterkuchen voll ausgereift und funktionstüchtig und wird jetzt »Plazenta« genannt. Spätestens in dieser Woche haben sich auch die Eihäute der Fruchtblase (Amnion) so fest an die Gebärmuttermuskulatur gelegt, dass eine Fruchtwasserpunktion mit nur noch geringem Risiko vorgenommen werden kann – davor besteht bei der Punktion ein deutlich erhöhtes Blasensprungrisiko.

Bei einer Ultraschalluntersuchung beim Frauenarzt könnte ab dieser Woche das Geschlecht des Kindes mit relativer Sicherheit festgestellt werden. Wenn Sie nicht bis zum großen Screening (ab der 20. Schwangerschaftswoche) warten wollen, sagen Sie in der Praxis Bescheid.

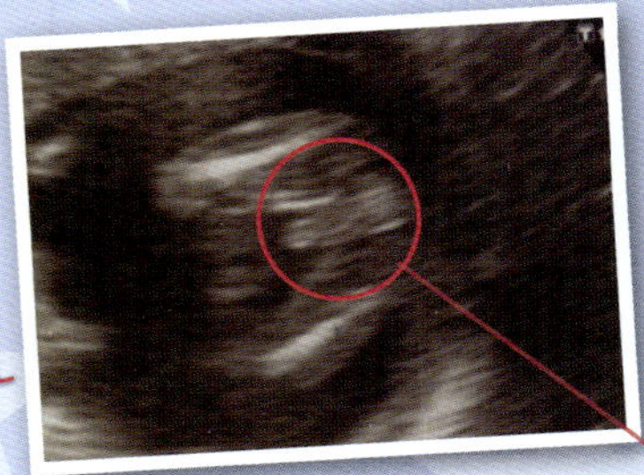

Der erfahrene Blick sieht hier eindeutig einen Jungen – rechts und links die Oberschenkel, in der Mitte das Geschlecht!

Was mit mir passiert

Die »Pole-Position«

Gut drei Viertel aller Babys haben sich bis zu dieser Woche entschieden, die ideale Ausgangsposition für eine unkomplizierte Geburt – die Schädellage – einzunehmen. Fast alle anderen werden sich bis zur 36. Schwangerschaftswoche umdrehen. Falls Ihres noch nicht »richtig« liegt, gehen Sie vielleicht öfter zum Schwimmen, das kann zur Wendefreudigkeit beitragen.

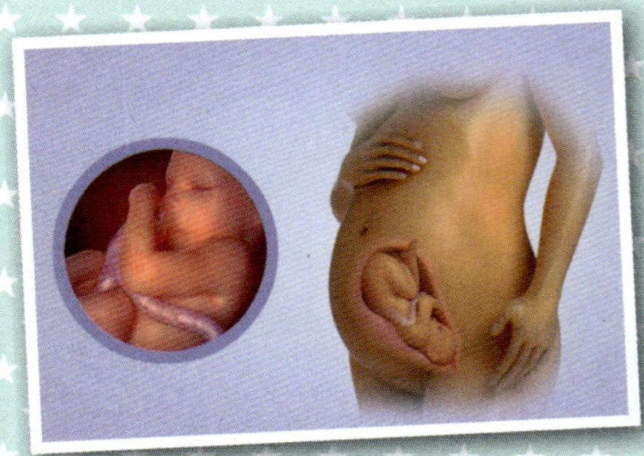

Das Baby gewöhnt sich jetzt schon einen Tagesablauf an, den es in den ersten Lebenstagen so weiterführt: 16–20 Stunden Schlaf werden von Wachphasen unterbrochen, in denen es fleißig schluckt, lutscht, boxt, strampelt und das Atmen übt.

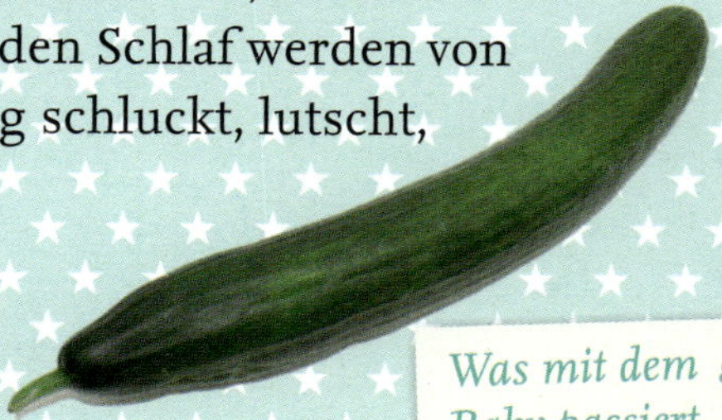

Größe vergleichbar mit einer Salatgurke,
ca. 38–40 cm bei 1500–1600 g

Namensfragen

Wissen Sie schon, was es wird? Dann beginnt jetzt das große Grübeln: Wie soll das Baby heißen? Die unterschiedlichsten Dinge können dabei berücksichtigt werden: Möglichst individuell soll der Name sein, möglichst zum Nachnamen passen, möglichst aus dem »Familienfundus« stammen, möglichst »international« sein …

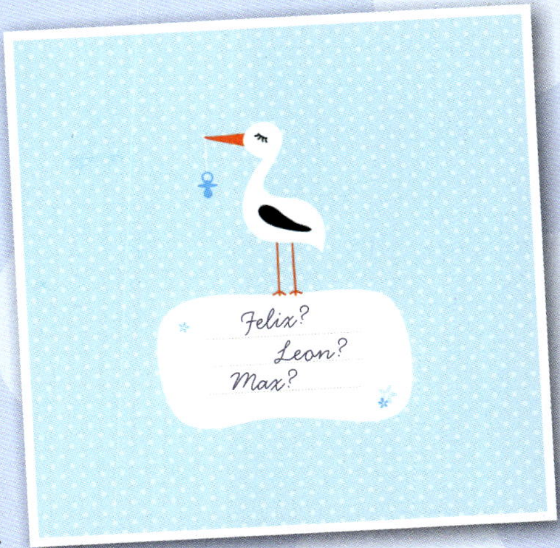

Haben Sie Spaß beim Durchstöbern der Hitlisten, die Sie im Internet oder in Büchern finden – bis zur Geburt bleibt ja noch ein bisschen Zeit zum Überlegen!

Ratschläge für mich !

Kinderwagenkette

Das wird benötigt:

2 Hosenträgerclips (z. B. von Prym) • Gummiband • Sekundenkleber • Filz • ggf. Füllwolle • Perlen • Nadel und Faden

So wird's gemacht:

- Gewünschte Kettenlänge am Kinderwagen abmessen.
- Gummiband zurechtschneiden und am ersten Clip gut festknoten. Knoten vorsichtig mit Sekundenkleber tränken.
- Filzfiguren doppelt ausschneiden und umnähen, gegebenenfalls mit etwas Füllwolle ausstopfen.
- Die Filzfiguren an der Schnur festnähen.
- Zweiten Clip wie oben beschrieben fixieren.

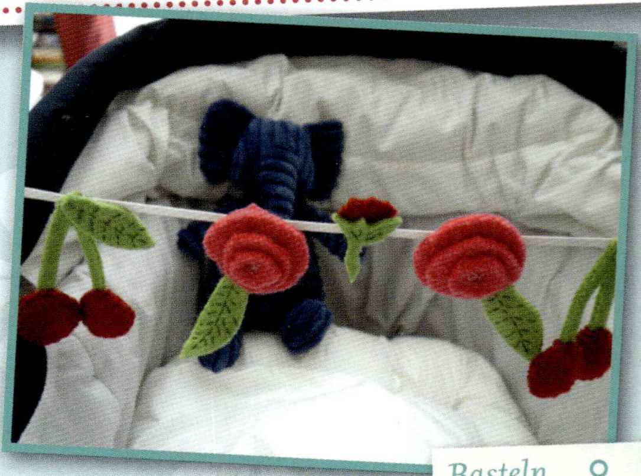

Basteln

Hitlisten der beliebtesten Vornamen der Jahre 2009–2012 in Deutschland

	2012		2011		2010		2009	
1	Sophie	Luca/Luka	Sophie	Maximilian	Sophie	Maximilian	Marie	Maximilian
2	Marie	Maximilian	Marie	Alexander	Marie	Alexander	Sophie	Alexander
3	Maria	Alexander	Maria	Paul	Maria	Paul	Maria	Leon
4	Sophia	Paul	Mia	Leon	Sophia	Leon	Anna	Paul
5	Mia	Ben	Sophia	Ben	Mia	Lukas	Emma	Luca
6	Emma	Leon	Emma	Lukas	Anna	Luca/Luka	Mia	Elias
7	Hannah	Lukas	Anna	Luca/Luka	Lena	Elias	Sofia	Felix
8	Anna	Elias	Hanna	Luis	Emma	Luis	Leonie	Lukas
9	Johanna	Luis	Johanna	Elias	Hanna	Jonas	Lena	Jonas
10	Luisa	Jonas	Leonie	Jonas	Johanna	Felix	Johanna	David

Quelle: www.gfds.de

Der Bugaboo: Wie ein Gebrauchsgegenstand durch cleveres Marketing zum Kultobjekt wird

Um die Jahrtausendwende mussten junge Eltern laut Stiftung Warentest in der Regel zwischen 300 und 700 DM für einen Kinderwagen berappen – dann aber kam die Vision des holländischen Jungdesigners Max Barenbrug.
Gute Qualität, wendige Funktion und – allem voran – COOLES Design: Das sollte einen Kinderwagen auszeichnen! Dazu Werbung in »Elle« und Wirtschaftsmagazinen statt in »Eltern«, exklusive Verkaufspartner und ein gewagt hoher Preis. Zum Schluss noch cleveres Product Placement. Im Jahr 2002 machte die Figur Miranda in der damaligen Kultserie »Sex and the City« den Anfang, und all die vielen anderen Promis folgten. So wurde aus einem Kinderwagen ein Fashion Statement!

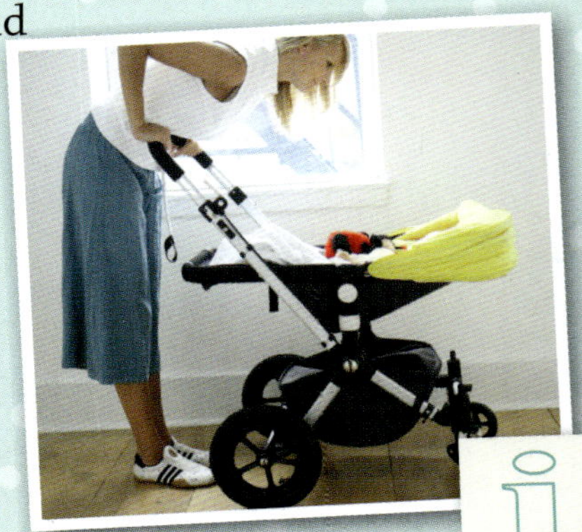

Der Kinderwagen: praktischer Gebrauchsgegenstand oder modisches Accessoire?

Quellen für die Namensrecherche im Internet

- *www.beliebte-vornamen.de:* Die hier veröffentlichten Namensstatistiken berücksichtigen neben den standesamtlichen Meldungen auch die Hitlisten der Geburtskliniken; außerdem finden sich viele Unterrubriken, zum Beispiel zu internationalen Vornamen.

- Überlegen Sie sich einen besonders seltenen Namen? Manchmal kann das auf dem Standesamt zu Problemen führen. Bei der Gesellschaft für deutsche Sprache (*www.gfds.de*) können Sie eine Bestätigung beantragen, nach der sich die Standesämter in aller Regel richten.

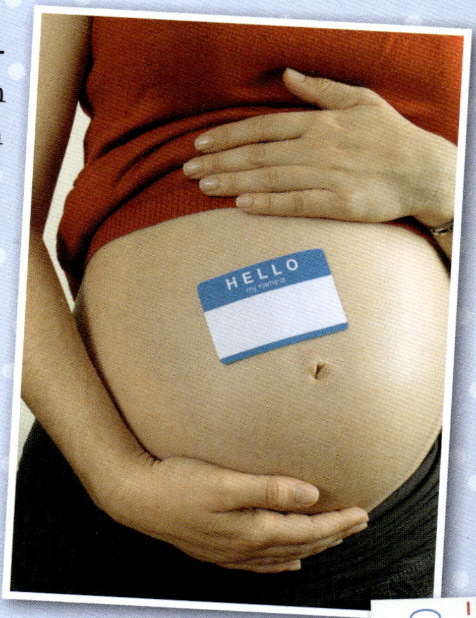

Kinderwägen im Wandel der Zeit

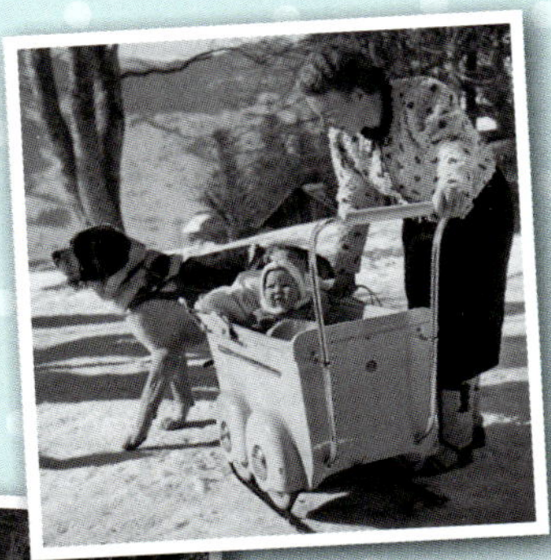

Die kleine Prinzessin, später Königin Beatrix der Niederlande, 1939

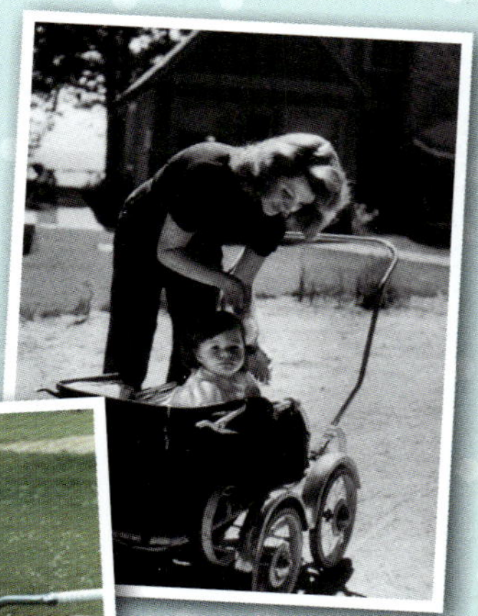

Rita Hayworth mit Sohn, 1949

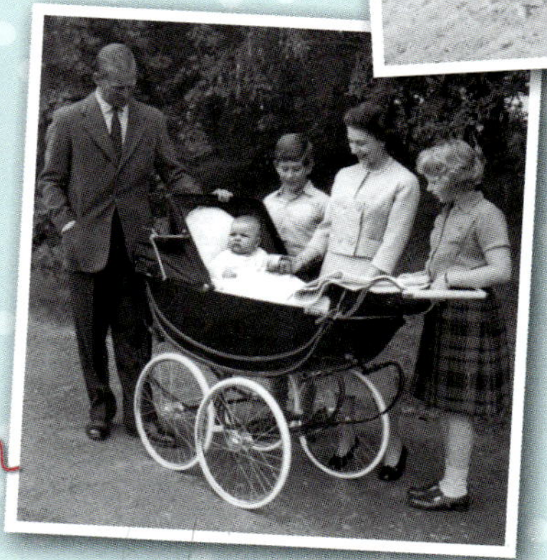

Prinz Andrew als Baby im Kreise seiner Familie, 1960

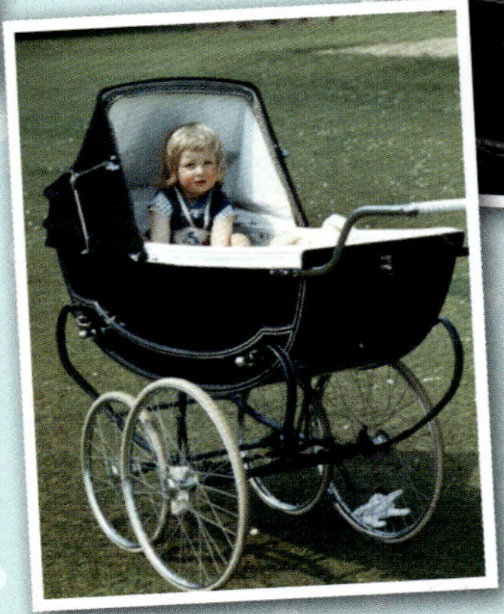

Lady Di in ihrem Kinderwagen, 1963

Exotische Kindernamen prominenter Eltern

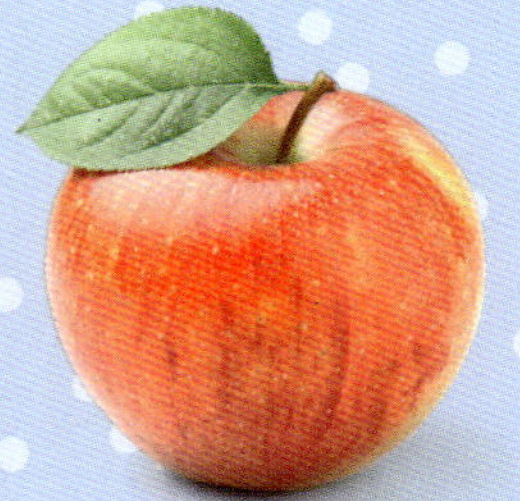

Name	Eltern
Apple:	Gwyneth Paltrow und Chris Martin
Peaches, Pixie Frou-Frou und Fifi:	Bob Geldof und Paula Yates
Jimi Blue, Wilson Gonzales und Cheyenne Savannah:	Uwe und Natascha Ochsenknecht
Moon Unit, Diva Thin Muffin Pigeen und Dweezil:	Frank und Gail Zappa
Don Hugo und Mo Vito:	Franziska van Almsick und Jürgen Harder
San Diego und Rocco Ernesto:	Verona und Franjo Pooth

Checkliste »Babytransport«

Darauf sollten Sie achten beim ...

Kinderwagenkauf:

- O Muss der Wagen besonders stadttauglich sein? (... auf wendige Räder achten)
- O Soll der Wagen geländetauglich sein? (... auf stabile Räder und gute Federung achten)
- O Soll der Wagen sporttauglich sein? (... die wenigsten »Jogger« taugen zum Joggen!)
- O Muss der Wagen platzsparend zusammenklappbar sein? (z. B. im Auto oder Hausflur)
- O Gibt es schon ein Geschwisterchen oder planen Sie eine zügige weitere Schwangerschaft? (… einige Kinderwagenmodelle lassen einen Geschwistersitz direkt anbauen)

Kauf einer Auto-Transportschale:

- O Zur Orientierung hilft die Stiftung Warentest, eventuell wird aber auch eine passende Transportschale für Ihren Wunschkinderwagen angeboten.

Kauf von Tragetuch oder Babytrage:

- O Hier ist entscheidend, was Sie persönlich am bequemsten finden – am besten erst nach der Geburt besorgen, damit Sie die unterschiedlichen Modelle ohne Babybauch selbst ausprobieren können.

Ratschläge für mich !

Namensmobile fürs Kinderzimmer

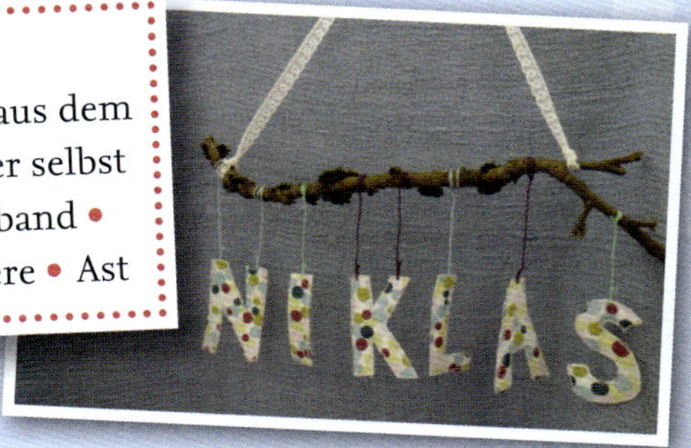

Das wird benötigt:

Dekostoff, etwa 30 x 30 cm • Wattevlies, etwa 15 x 30 cm (aus dem Stoff-Fachhandel) • Buchstabenschablonen (gekauft oder selbst gemacht, siehe unten) • Nähgarn, Stickgarn, Schmuckband • Stecknadeln, Schneiderkreide, Nähmaschine, Nagelschere • Ast

So wird's gemacht:

- Wenn Sie die Buchstabenschablonen selbst herstellen: Den Namen des Kindes im Textverarbeitungsprogramm setzen und so groß und fett ausdrucken, wie für das Mobile gewünscht. Die einzelnen Buchstaben ausschneiden.
- Stoffbuchstaben herstellen: Dekostoff auf 15 x 30 cm falten, das Wattevlies dazwischen einklappen und feststecken.
- Buchstaben mit Schneiderkreide auf die obere Stofflage übertragen und die Buchstabenkonturen mit der Nähmaschine im engen, großen Zickzackstich absteppen.
- Buchstaben an der Außenkante der Naht mit der Nagelschere ausschneiden.
- Zusammensetzen: Die Buchstaben mit Stickgarn am Ast befestigen, das Schmuckband als Aufhängung festknoten.

Basteln

Der Kinderwagenkauf

Der Kauf eines Kinderwagens ist heutzutage fast so komplex wie ein Autokauf. Bedenken Sie, dass teuer nicht zwingend besser ist. In Internetportalen wie z. B. *www.netmoms.de* finden Sie unabhängige »Mamabewertungen« über die tatsächliche Zufriedenheit mit Kinderwägen im Praxistest – dabei schneidet so manches Mittelklassemodell besser ab als die schicke »High-End«-Version. Damit gewappnet, sollten Sie sich in Fachgeschäften weiter beraten lassen oder den Gebrauchtmarkt durchstöbern. Falls Sie sich für ein begehrtes Modell entscheiden, müssen Sie es eventuell tatsächlich jetzt schon bestellen.

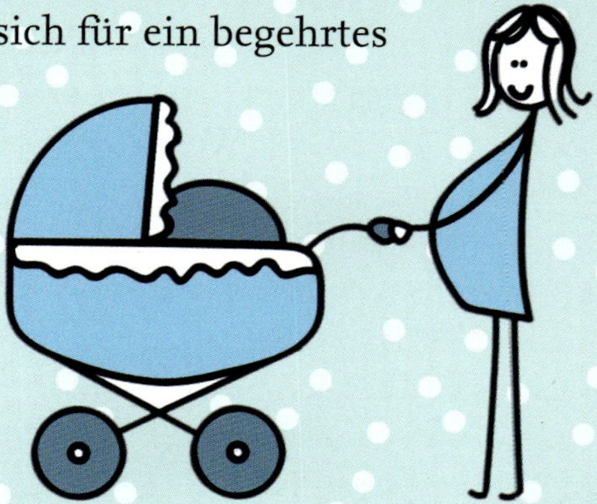

16+0 bis 19+6 SSW

So geht's dem Baby
Alle Organsysteme reifen weiter und bereiten ein eigenständiges Leben vor.

So geht's mir
Die schlimmsten Wochen sind überstanden, Rundungen werden immer offensichtlicher. Eventuell macht die Verdauung noch Probleme.

Daran muss ich denken

- 3. Vorsorgetermin vereinbaren
- falls gewünscht, Kinderbetreuung organisieren
- eventuell Zahnarzttermin vereinbaren

Die Pfunde mehren sich

Die Gebärmutter hat jetzt den unteren Rippenbogen erreicht, die Brust wächst immer weiter und der Blick auf die Waage mag Sie erschrecken: Gewichtssprünge bis zu 400–500 g pro Woche sind möglich. Keine Sorge, ab der 35. oder 36. Woche sollte der Anstieg wieder etwas abflachen. Das Gros der Zunahme bedingt das Wachstum des Babys – aber auch Ihr Körper muss zusätzliches Fett ansetzen, um Sie für die Stillzeit zu wappnen. Im Zweifel berät Sie Ihr Frauenarzt oder Ihre Hebamme bei der nächsten Vorsorgeuntersuchung.

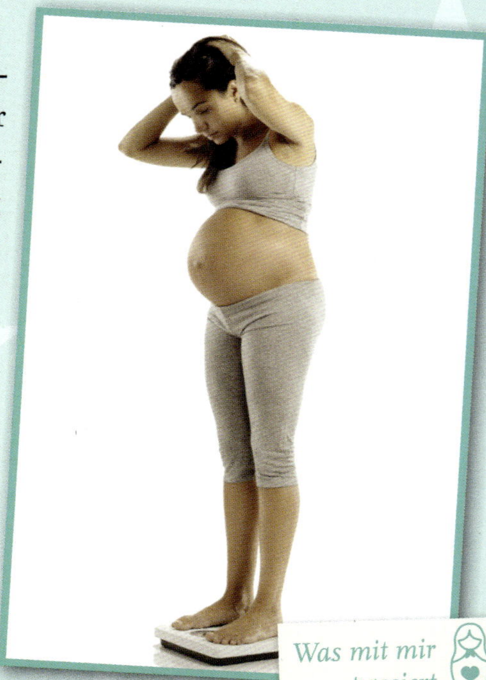

Von Daumenlutschen und Nabelschnurspielen

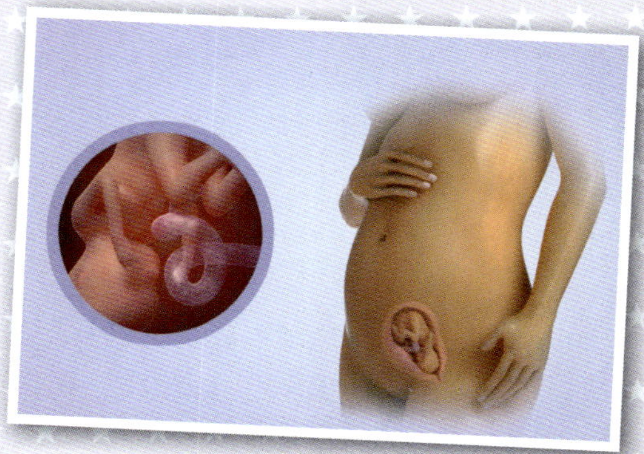

Das Baby benimmt sich zusehends wie ein kleines »Menschlein«: Es vertreibt sich die Zeit mit Daumenlutschen, spielt mit seiner Nabelschnur, übt das Atmen und bewegt damit Fruchtwasser in die Lunge hinein und wieder hinaus. Dies ist für die Ausreifung der Lunge ungeheuer wichtig. Es schluckt eifrig Fruchtwasser und scheidet es wieder aus. Ob all diese Prozesse gesund funktionieren, erkennt der Arzt an der Menge des Fruchtwassers, die das Baby umgibt. Außerdem erwacht das Immunsystem, mit dem es sich immer mehr selbst gegen Infektionen wehren kann.

Größe vergleichbar mit einer Avocado, ca. 11–13 cm

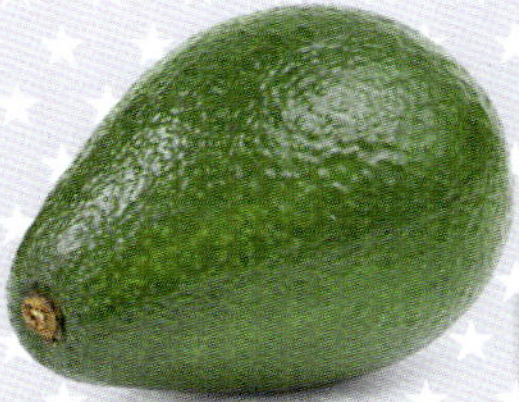

Das 3. Screening steht an

Das Baby nimmt in diesen Wochen rasant an Gewicht zu. Zu Beginn hat das Kleine vier Monate gebraucht, um ein Gewicht von 100 g zu erreichen – jetzt legt es so viel wöchentlich zu. Um die 30. Schwangerschaftswoche wird beim Frauenarzt das 3. Ultraschallscreening durchgeführt, das das gesunde Wachstum des Babys überprüfen soll. Wundern Sie sich aber nicht, wenn die Größenmaße nicht genau mit der »Schwangerschaftswoche« übereinstimmen. Ab der 12. Woche beeinflussen die Gene, ob ein Kind zum Beispiel lange Beine oder einen schmalen Kopf hat. Solange diese Maße der Perzentilenkurve im Mutterpass entsprechend weiterwachsen, ist alles in Ordnung.

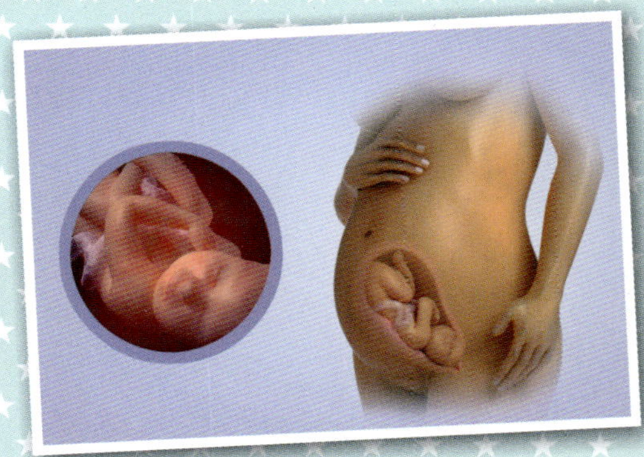

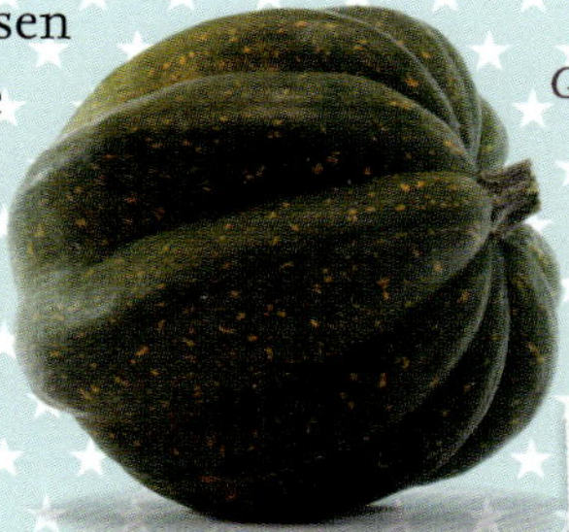

Größe vergleichbar mit einem kleinen Kürbis, ca. 38–40 cm bei 1400–1500 g

Was mit dem Baby passiert

Erste Kindsbewegungen und Vormilchproduktion

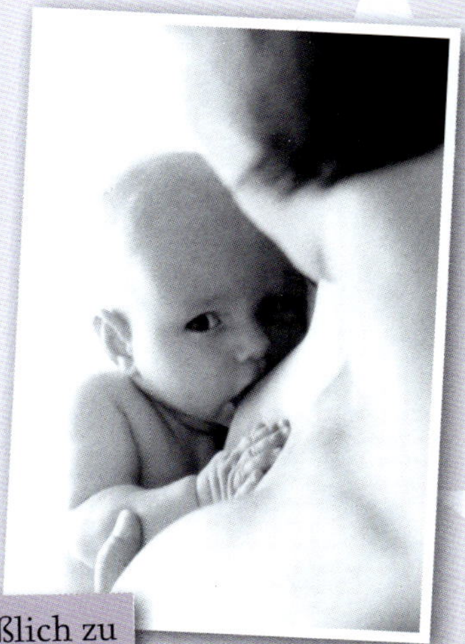

Der 5. Monat ist erreicht, Gratulation!

Die Bewegungen des Babys werden immer kraftvoller, je nach Lage des Mutterkuchens kann sich das kleine Wesen mit seinen Boxübungen an der Außenseite der Gebärmutter bemerkbar machen. Das Gefühl dieser frühen Regungen ähnelt tatsächlich den »blubbernden« Darmbewegungen, die Sie auch bei Blähungen wahrnehmen.

Wundern Sie sich nicht, wenn die Brustwarzen ab und an krustig belegt sind. Das sind die ersten Tröpfchen Vormilch, die das Brustdrüsengewebe zu produzieren beginnt. Keine Angst, die Brustwarzen sind nicht entzündet – die getrocknete Milch einfach mit warmem Wasser abwaschen.

Es wird empfohlen, das Baby in den ersten vier Monaten ausschließlich zu stillen. Dabei ist es überflüssig, die Brustwarzen z. B. mit harten Frotteehandtüchern »abzuhärten«. Durch die (meist unvermeidlich schmerzhafte) erste Stillphase geleitet Sie am besten eine Hebamme.

Zauberhafte Kinderzimmerlampe

Das wird benötigt:

heller, stoffbezogener Lampenschirm (z. B. Åsele von IKEA) • Filz in unterschiedlichen Farben • Märchenwolle in unterschiedlichen Farben • Sprühkleber

So wird's gemacht:

- Gewünschte Motive aus Filz ausschneiden oder aus Märchenwolle zupfen.
- Die Rückseite der Motive mit Kleber besprühen und auf dem Lampenschirm fest andrücken.

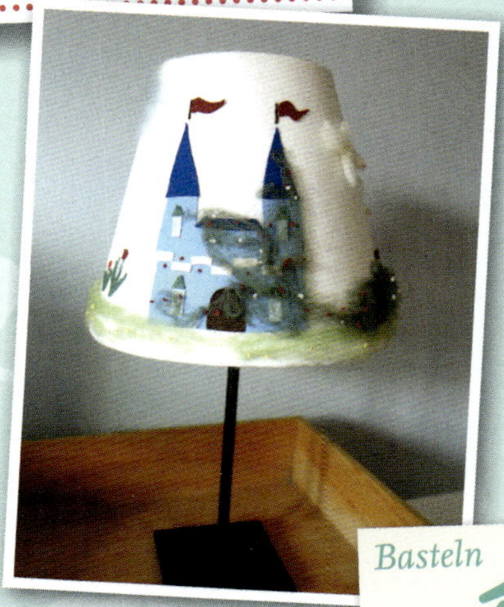

Erwünschte und unerwünschte Wirkungen von Progesteron

Das Schwangerschaftshormon Progesteron ist Meister der Entspannung:

- Die Gebärmutter lässt sich besser dehnen und gewährt dem Kind Platz.
- Der Darm entspannt sich ebenfalls, wird träge und transportiert die Nahrung deutlich langsamer. Dadurch wird dem Darminhalt mehr Wasser entzogen, der Stuhl wird härter. Auch Blähungen sind häufig.
- Die Wirkung auf das zentrale Nervensystem erklärt Ihre Müdigkeit!

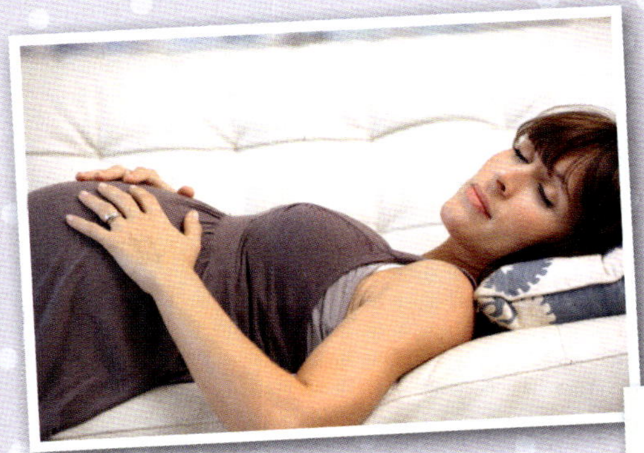

Gegen die Müdigkeit hilft nur eines: viel Schlaf!

Checkliste »Babyzimmereinrichtung«

- O Bettchen oder Stubenwagen
  - Gitterstäbe nicht weiter als 10 cm auseinander
  - Gitterhöhe mindestens 60 cm bei heruntergelassener Matratze
  - Matratze muss gut in den Rahmen passen (keine 2 Fingerbreit Platz zwischen Matratze und Rahmen)
- O 1–2 waschbare Matratzenschoner
- O 2–4 passende Bettlaken
- O Sommerschlafsack
- O Winterschlafsack
- O Spieluhr oder CD-Spieler
- O Mobile mit kontrastreichem Muster
- O Wickeltisch mit Auflage
- O Mülleimer für die Windeln
- O Kommode für Kleider
- O Spielzeugkiste/Regal
- O bequeme Sitzmöglichkeit zum Stillen
- O dicker Teppich vor dem Wickeltisch
- O falls das Baby nicht bei Ihnen schläft: Babyphone, Nachtlicht

i

Macht Ihnen die Verdauung zu schaffen?

Sie sollten sich beim Arzt oder bei der Hebamme Rat holen, wenn Sie seltener als jeden dritten Tag Stuhlgang haben oder wenn der Stuhl schmerzhaft hart wird.

Vorbeugende Tipps:

- viel trinken (2–3 Liter pro Tag)
- Dörrobst zum Frühstück mit Joghurt, geschroteten Leinsamen und Milchzucker (sehr lange kauen!)
- Flohsamen (z. B. »Flosa«) mit reichlich Flüssigkeit getrunken binden Flüssigkeit im Darm und halten den Stuhl damit weich
- Magnesium (z. B. »Magnesium Diasporal direkt 300« ein- bis dreimal täglich) regt die Darmtätigkeit an (obwohl es die Gebärmuttermuskulatur zusätzlich entspannt)

Samen, Vollkörner und Hülsenfrüchte bringen eine träge Verdauung auf Trab.

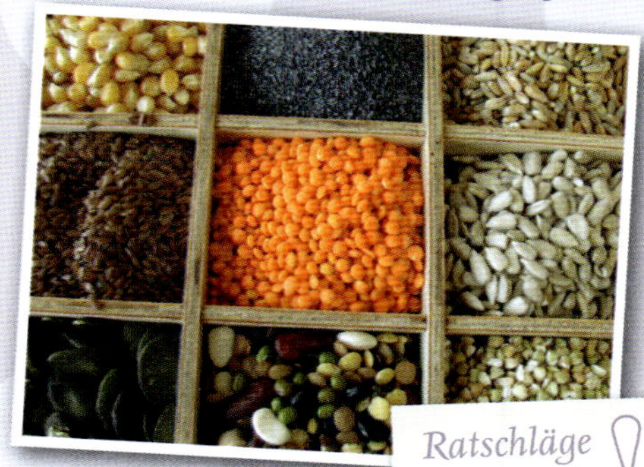

Ratschläge für mich

Das Kinderzimmer

Da empfohlen wird, dass das Baby im ersten Lebensjahr möglichst in Ihrem Schlafzimmer schläft, werden Sie ein richtiges Kinderzimmer vorerst kaum benötigen. Trotzdem machen Sie sich Gedanken, wie es aussehen könnte.

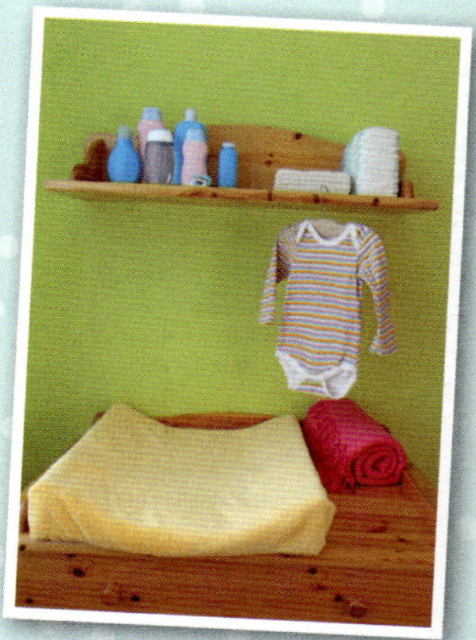

Als Minimalausstattung brauchen Sie (siehe auch S. 176):

- eine Schlafmöglichkeit (z. B. ein »Babybay«, das zuerst ans Elternbett montiert wird, später aber auch frei stehend verwendet werden kann)
- eine Wickelmöglichkeit
- Platz für Babys Kleider

Werden Sie kreativ: Das eine oder andere können Sie bestimmt auch selbst basteln. Falls Sie noch Budget übrig haben, empfiehlt sich ein gemütlicher Sessel, der sich in den nächsten Monaten als Rückzugsort zum Stillen eignet.

Zutaten
- 1 Teil Anissamen
- 1 Teil Fenchelsamen
- ½ Teil Kamillenblüten

Anis und Fenchel reduzieren die Luft im Darm, Kamille entkrampft und wirkt dadurch schmerzlindernd.

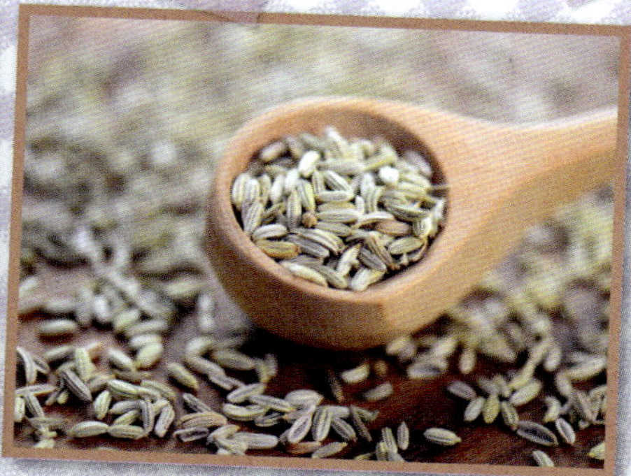

Fencheltee wird Sie auch noch nach der Schwangerschaft begleiten: Neben der entblähenden Eigenschaft regt Fenchel die Milchproduktion an.

Bauchberuhigender Tee

So wird's gemacht:

Die Samen und Blüten mischen und in einen blickdichten Behälter geben. Pro Tasse einen Esslöffel mit kochend heißem Wasser überbrühen und 10–15 Minuten ziehen lassen. In kleinen Schlucken trinken.

Die »Flitterwochen« sind vorbei

Der Bauch wächst weiter in Richtung Rippenkante, was zur Folge hat, dass die Schwangerschaft wieder beschwerlicher wird.

- Sodbrennen, Verstopfung, Kurzatmigkeit und vermehrter Harndrang entstehen durch die Organverlagerung.
- Schmerzen an der Rippenkante, in den Fingern oder im Ischiasbereich entstehen durch Nervenkompression.
- Die Kompression der Gefäße führt zu Wassereinlagerung.
- Rückenschmerzen sind Folge der Lockerung der Gelenke und Bänder.

Bevor die Beschwerden Ihren Alltag zu sehr einschränken, sollten Sie sich an die Vorbereitungen machen, die eher belastend sein können, wie zum Beispiel das Babyzimmer streichen.

Duftiges Dinkel- oder Reiskissen als warme Bauchauflage oder Nackenkissen

Das wird benötigt:

Stoff für Innenkissen, ca. 40 x 40 cm • Stoff für Bezug, ca. 23 x 95 cm • Applikation • ca. 800 g Reis oder Dinkel • ätherische Öle nach Belieben, z. B. Lavendel, Bergamotte, Mandarine • Nähmaschine, Garn, Nadel, Schere

So wird's gemacht:

- Innenkissen: Den Stoff mittig falten und auf 20 x 40 cm bügeln.
- Die schmalen Seitennähte vernähen und mit Zickzackstich versäubern. Auf rechts drehen.
- Vier Kammern absteppen (siehe Bild).
- Füllkörner in einer Schüssel mit ca. 10–20 Tropfen Öl »beduften«.
- 200 g Körner in jede abgesteppte Kammer füllen.
- Offene Oberkante zweifach umfalten, bügeln und umnähen.
- Bezug: Den Bezugsstoff an beiden schmalen Kanten doppelt einschlagen, bügeln und vernähen. Wenn gewünscht, Applikationen aufnähen oder -bügeln.
- Den Stoff rechts auf rechts überlappend falten (siehe Bild: gefaltetes Maß 23 x 42 cm), bügeln und feststecken.
- Die offenen Ober- und Unterkanten vernähen und versäubern.
- Auf rechts drehen, das Innenkissen überziehen, fertig!
- Zum Erwärmen nur das Innenkissen bei 180 °C für 5–10 Minuten in den Ofen oder bei 400 Watt für 2–3 Minuten in die Mikrowelle geben.

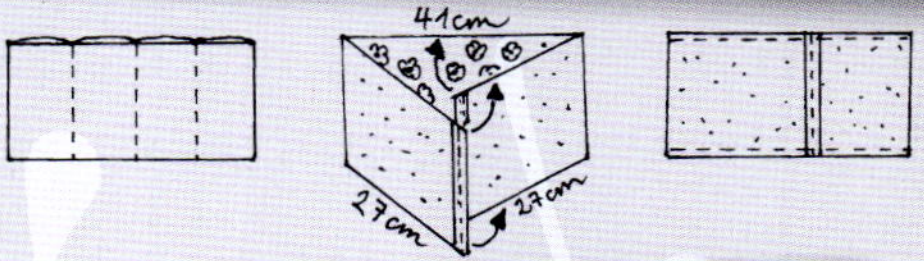

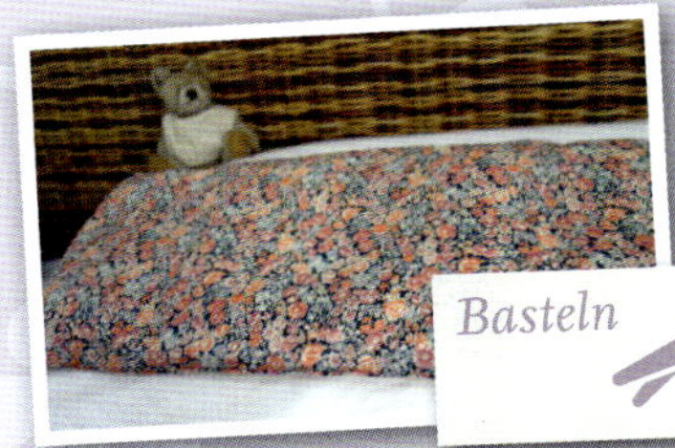

Basteln

Das kindliche Immunsystem

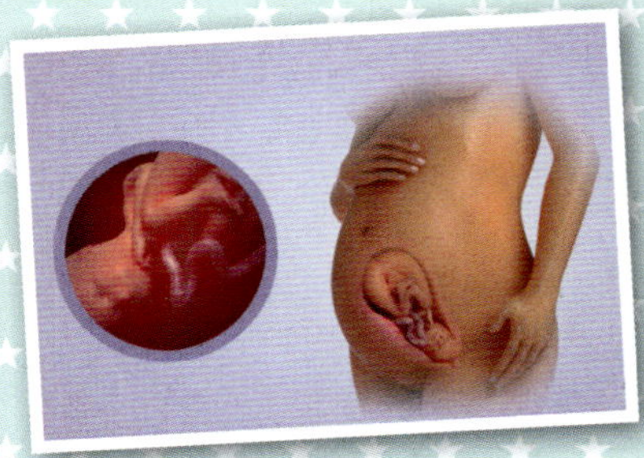

Die roten Blutkörperchen des Babys werden nun nicht mehr in der Milz, sondern – wie auch die für die Immunabwehr wichtigen weißen Blutkörperchen – im Rückenmark gebildet. Das Immunsystem des Kindes ist allerdings bei der Geburt noch nicht voll ausgereift, weshalb das Neugeborene auf die mütterlichen Abwehrstoffe angewiesen bleibt, die über die Placenta und später über die Muttermilch bereitgestellt werden. Im Mutterleib nimmt das Kleine nun die »Fetalposition« ein – es hockt also mit angewinkelten Armen und Beinen – und probiert immer öfter die Schädellage aus. Es hat dabei aber weiterhin genug Platz für häufige Positionswechsel.

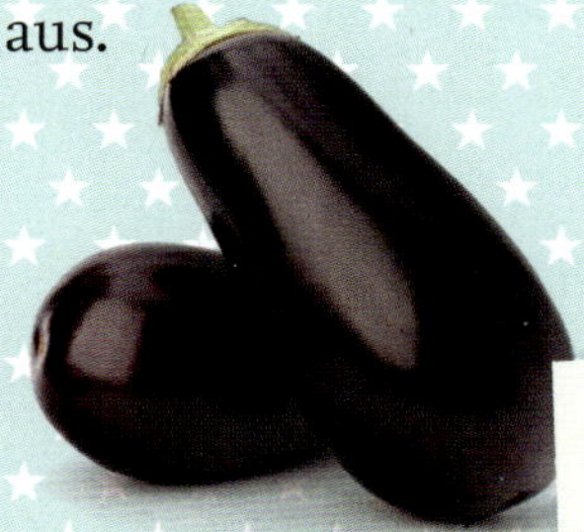

Größe vergleichbar mit einer Aubergine, ca. 32–37 cm bei 1200–1300 g

Ein Gedanke an Ihre Enkel

In den letzten Wochen sind die Beine des Babys proportional am meisten gewachsen; Kopf und Beine machen jeweils gut ein Viertel der Gesamtlänge aus.

Eine besonders spannende Tatsache: Wenn Sie ein Mädchen erwarten, werden in dieser Woche die Eierstöcke fertig ausgebildet – im Laufe der Pubertät werden die jetzt angelegten Eizellen weiterreifen und zyklisch die Ovarien verlassen. Das heißt: Die Anlage Ihrer zukünftigen Enkelkinder ist jetzt schon vollendet!

Größe vergleichbar mit einer Gemüsezwiebel, ca. 12,5–14 cm bei ca. 150–170 g

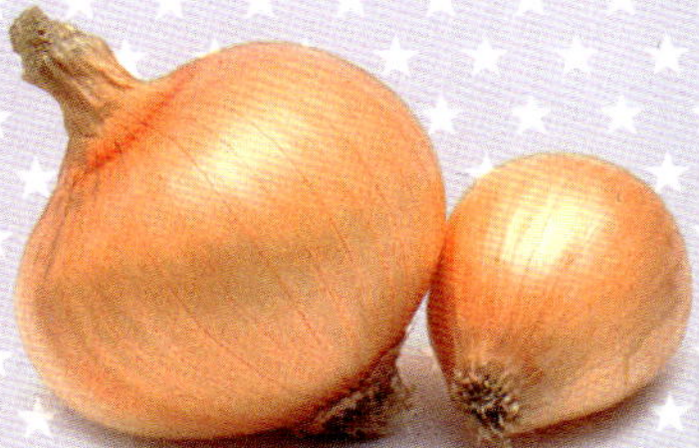

28+0 bis 31+6 SSW

So geht's dem Baby

- Bis auf Verdauungstrakt und Lunge sind zum Ende dieses Trimesters alle Organe ausgereift.
- Das Baby legt etwa 500 g an Gewicht zu.

Daran muss ich denken

- 6. Vorsorgeuntersuchung mit 3. Ultraschallscreening vereinbaren
- Babyausstattung organisieren oder bestellen (Kinderwagen, Möbel usw.)

So geht's mir

- Die »Flitterwochen« gehen zu Ende, es wird beschwerlich.
- Sie lernen die »wilden Wehen« kennen.

An den Bauch gewöhnen

Die Gebärmutter ist nun schon melonengroß. Wer genau hinsieht, kann Ihr typisches Schwangerschaftsbäuchlein erkennen. Die Statik Ihrer Figur verschiebt sich zusehends – je mehr der Bauch wächst, umso mehr gehen Sie ins Hohlkreuz. Das macht Sie anfällig für Rückenbeschwerden.

- Achten Sie darauf, nicht zu schwer zu heben und wenn, dann mit geradem Rücken aus der Hocke heraus.
- Wenn Sie ab und zu ein Ziehen in der Leiste spüren, ist das nicht unbedingt Grund zur Beunruhigung. Wahrscheinlich machen sich die Mutterbänder bemerkbar – das sind Sehnen, die die Gebärmutter am Becken festhalten und die sich in der Schwangerschaft erheblich dehnen müssen. Allerdings sollte dieses Ziehen nie mehr als ein dumpfes Missgefühl sein – fragen Sie im Zweifel Ihren Arzt oder Ihre Hebamme.

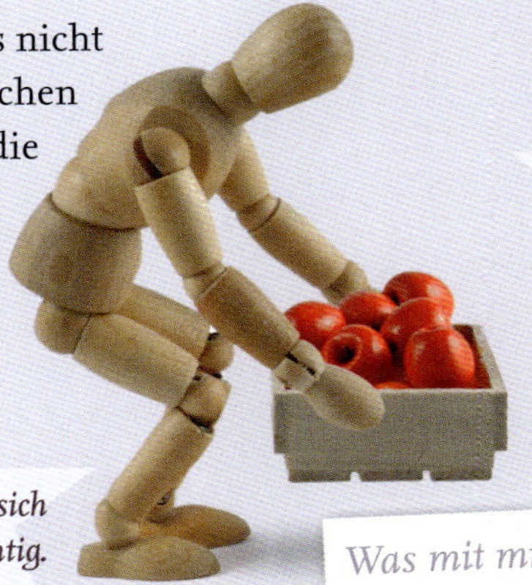

Bei den Extrakilos, die Sie mit sich herumtragen, ist richtiges Heben wichtig.

Meilenstein

Heute beginnt
das 3. Trimester!

Sensibles Thema Sex: Klar erlaubt!

Die Hormone im zweiten Schwangerschaftsdrittel können durch eine Steigerung der Durchblutung der Gebärmutter eine erhöhte Erregbarkeit bewirken, sodass Sex dann besonders viel Spaß macht. Das sollten Sie genießen! Erschrecken Sie nicht: Es ist dabei ganz normal, dass sich die Gebärmutter nach dem Orgasmus und durch die Prostaglandine im Samenerguss schmerzlos aufstellt und verhärtet. Diese Kontraktionen sind keine richtigen Wehen und steigern nicht das Frühgeburtsrisiko.

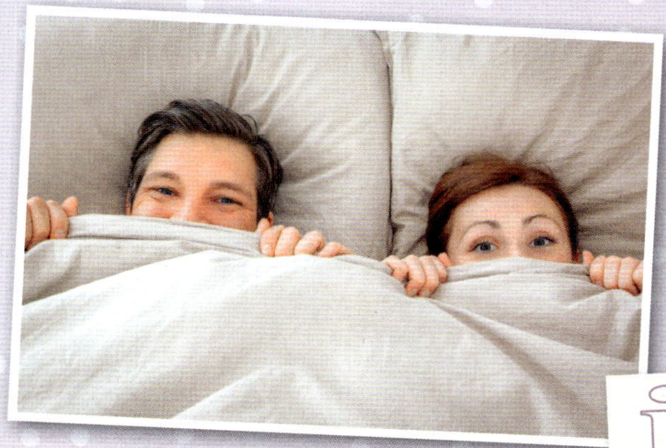

Maßgeschneidertes Stillkissen

Das wird benötigt:

Gürtel • Zeitungspapier • ca. 1,5 m Futterstoff aus fester Baumwolle (wenn gewünscht) • 1,5 m Kissenstoff • 60 cm Reißverschluss, farblich passend zum Kissenstoff • ca. 50–60 l Füllmaterial (z. B. Dinkelspelzen, Buchweizenspreu, Füllwatte oder Polyesterkügelchen) • Nähmaschine, Schere, Garn

So wird's gemacht:

- Einen Gürtel um die Brust legen, um den Brustumfang zu messen, ein Oval mit diesem Umfang aus Zeitungspapier ausschneiden. Dieses Oval in der Mitte quer falten.
- Den gewünschten Stoff (bzw. Futter und Außenstoff separat) mit der Schere halbieren, die Hälften rechts auf rechts legen, dann quer falten und das gefaltete Oval auf der Querfalte feststecken. Diesen Halbkreis abzeichnen.
- Einen zweiten Halbkreis im Abstand von 25 cm um den ersten Halbkreis zeichnen und vorne abrunden (siehe Bild).
- Den Innenstoff rechts auf rechts legen und bis auf eine Öffnung an der Innenkurve mit der Nähmaschine absteppen und versäubern.
- Das Innenkissen mit dem Füllmaterial ausstopfen und die Öffnung mit der Hand zunähen.
- Den Außenstoff rechts auf rechts legen und feststecken, an der Außenkante mittig den Reißverschluss einpassen.
- Die Stoffkanten mit der Nähmaschine absteppen und versäubern.
- Bezug wenden, bügeln und über das Kissen ziehen.

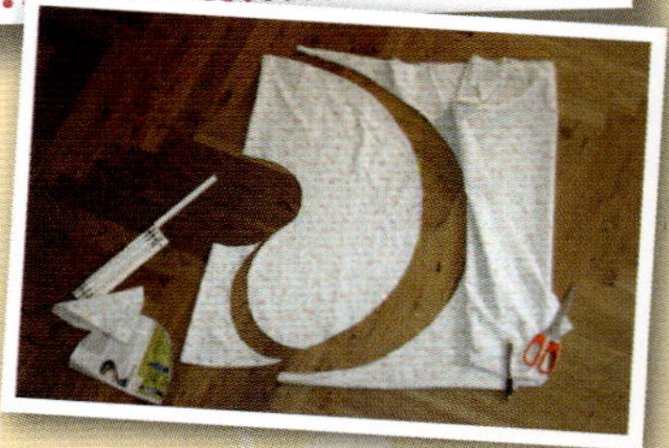

Basteln

Sensibles Thema Sex: Vielleicht doch nicht?

Geschlechtsverkehr ist tatsächlich nicht erlaubt, wenn Komplikationen wie Blutungen, Placenta praevia (der Mutterkuchen liegt zu nah an – oder sogar vor – dem inneren Muttermund), Entzündungen, vorzeitige Wehen oder eine Muttermundverkürzung aufgetreten sind. Manche Paare finden alleine durch den Stress der aufregenden Wochen seltener zueinander. Wenn Sie weiterhin von Unwohlsein und Schlafstörungen geplagt sind, haben Sie eventuell gar keine Lust – dafür sollte Ihr Partner Verständnis finden. Vielleicht hat aber auch er Hemmungen, dem Kind »zu nahe« zu kommen? Sie sollten versuchen, ihm diese unbegründete Sorge zu nehmen, denn das Baby ist durch Gebärmutter und Fruchtwasser bestens geschützt.

Checkliste »Babyernährung«

Selbst wenn das Stillen perfekt klappt, können Fläschchen und eine Handpumpe praktische Anschaffungen sein. Damit geben Sie Ihrem Partner die Möglichkeit, sich beim Füttern mit einzubringen – und sich selbst ab und an eine Verschnaufpause!

- O 1–2 Still-BHs aus sehr flexiblem Material, bis sich die »Stillbrustgröße« endgültig eingestellt hat *
- O Stilleinlagen *
- O Brustwarzensalbe (Nachsorgehebamme fragen!) *
- O Handpumpe *
- O Gefrierbeutel oder Flaschen für die abgepumpte Milch *
- O Stillkissen
- O 6 Stoffwindeln als Spucktücher
- O 2–3 Fläschchen (je nach Bedarf bis zu 10)
- O Sterilisationsapparat (falls nicht im Geschirrspüler vorhanden)
- O Flaschenbürste
- O Schnuller (falls gewünscht)

(nur für Stillmamas!)*

Cocktails – für sie und ihn

Sex on the Beach
(für ihn)

Zutaten

20 ml Wodka
20 ml Pfirsichlikör
80 ml Cranberrysaft
80 ml Orangensaft

Safer Sex on the Beach
(für sie)

Zutaten

90 ml Ananassaft
60 ml Pfirsichsaft
30 ml Cranberrysaft
30 ml Zitronensaft

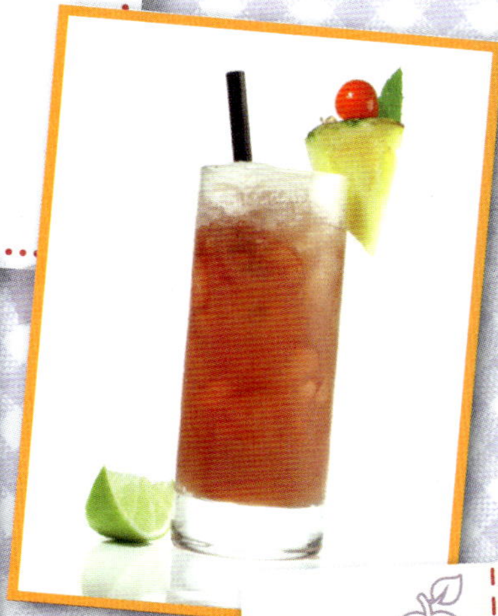

So wird's gemacht:
Die Zutaten jeweils mit 2–3 Eiswürfeln in einem Cocktail-Shaker aufschütteln und in ein Longdrinkglas mit 3–4 Eiswürfeln abseihen. Strohhalm dazugeben und mit einer frischen Ananasscheibe dekorieren.

Ist Stillvorbereitung wirklich notwendig?

Die Vorstellung, dass bald ein Baby an Ihren so empfindlichen Brustwarzen trinken soll – unfassbar! Noch vor einigen Jahren kursierten für den gelungenen Stillstart alle möglichen Abhärtungstorturen (von Zitronensaftbädern bis hin zu Handtuch-Schmirgelmassagen) – bitte lassen Sie dies unbedingt bleiben! Frauen mit Flach- oder Hohlwarzen, die sich auf Druck oder Kältereiz tief nach innen ziehen, können allerdings schon jetzt etwas tun, um den Start ins Stillen deutlich zu erleichtern: Tragen Sie während der Schwangerschaft Brustwarzenformer. Diese nützen aber auch, wenn sie jeweils 30 Minuten vor dem Anlegen aufgesetzt werden. Entscheidend bleibt eine gute Wochenbettbetreuung durch eine Hebamme, die Ihnen und Ihrem Baby zur Seite steht – aber darum haben Sie sich ja bestimmt schon gekümmert.

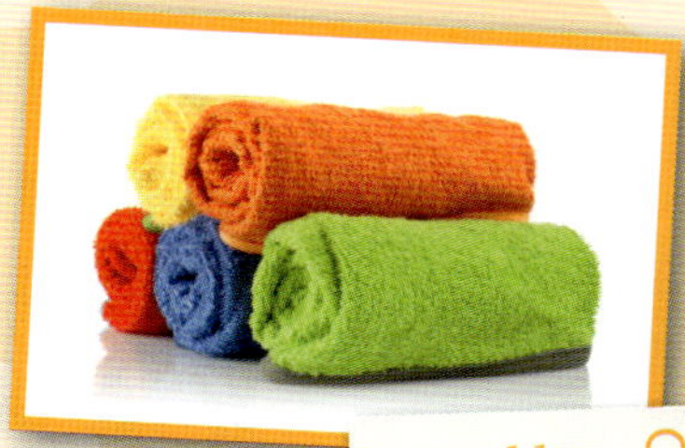

Eine »Tortur«, die Sie sich getrost sparen können: die Brustwarzen mit einem rauen Tuch aufs Stillen vorzubereiten.

Ratschläge für mich !

Romantisches Massage- oder Badeöl

Ein Öl zum Verwöhnen. Wenn Sie aus der Mischung lieber ein Ölbad herstellen möchten, geben Sie als Emulgator ca. 10 ml Mulsifan dazu.

Das wird benötigt: 60 ml Mandelöl • 30 ml Jojobaöl • 10 ml Aloe-vera-Öl • 15 Tropfen Orangenöl süß • 3 Tropfen Sandelholzöl • 3 Tropfen Patchouliöl • 12 Tropfen Ylang-Ylang-Öl

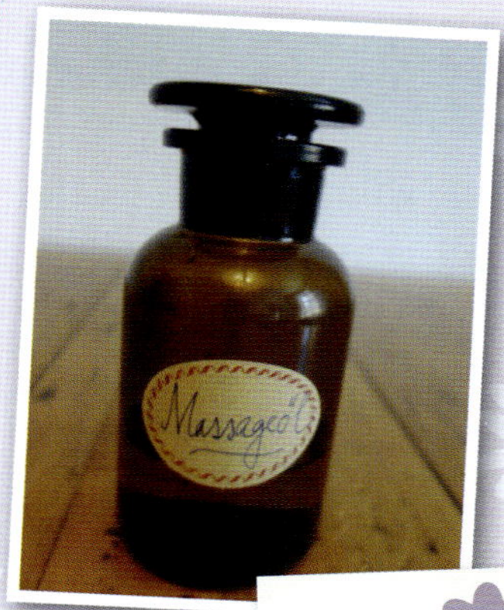

So wird's gemacht:
Füllen Sie zuerst die Basisöle in eine blickdichte Flasche und fügen Sie dann die ätherischen Öle tropfenweise hinzu. Wer mag, kann die Duftöle nach eigenem Gusto variieren. Gut schütteln, fertig! Haltbar ca. 3 Monate.

Wellness

… oder nicht stillen?

Wann sollte man besser nicht stillen?

- wenn die Mutter bestimmte Medikamente einnehmen muss
- wenn die Mutter an bestimmten Infektionserkrankungen leidet
- wenn beim Kind eine Milchzuckerallergie festgestellt wird
- nach manchen Brustoperationen (insbesondere Brustverkleinerungen)
- wenn die Stillprobleme einfach nicht in den Griff zu bekommen sind und der »Stillstress« kein Ende nimmt

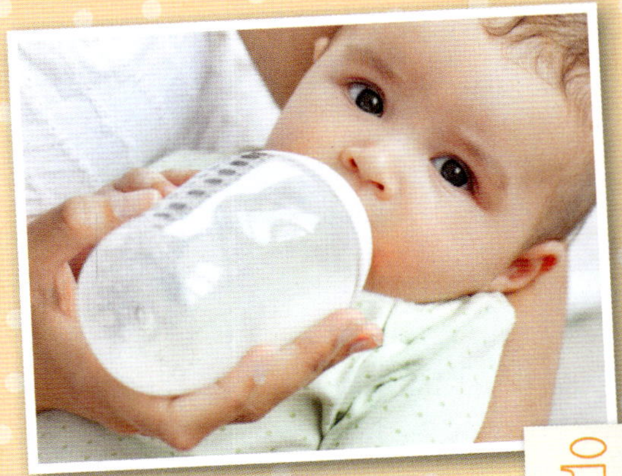

Familien-Leporello

Das wird benötigt:

• Fotokarton, 48 x 12 cm für 6 Fotos oder 72 x 12 cm für 8 Fotos • 2 Karten aus festem Pappkarton, jeweils 12 x 12 cm • dekoratives Papier oder Stoff, 2-mal 15 x 15 cm • Bastelklebstoff • 6 oder 8 Fotos, jeweils 9 x 9 cm • 40–50 cm Satinband oder anderes flaches Dekoband • Nähfaden in kontrastierender Farbe • Schere, Nadel, evtl. Nähmaschine

So wird's gemacht:

- Die Pappkarton-Karten mit dem Dekopapier oder Stoff einseitig bekleben.
- Falzkanten für Fotokarton ausmessen: 3 bzw. 5 Stellen mit 12 cm Abstand markieren, an denen der Fotokarton zur Ziehharmonika gefaltet werden soll.
- Den Fotokarton mit einem Lineal falzen.
- Alle Fotos in der gewünschten Reihenfolge genau gegenüberliegend auf den Fotokarton kleben. Die erste und letzte Leporelloseite freilassen.

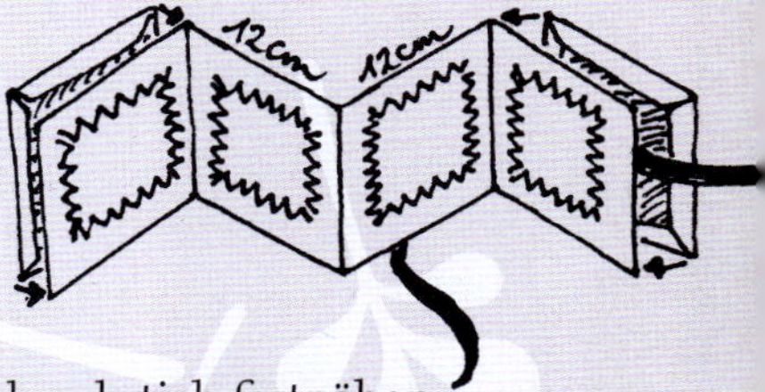

- Die aufgeklebten Fotos mit einem kontrastierenden Faden ringsum entweder mit Hand oder mit der Nähmaschine im Zickzackstich festnähen.
- Satinband mittig quer an der Innenseite des ersten dekorierten Kartons festkleben (siehe Skizze).
- Gefaltetes Fotoleporello mit den leeren Deckseiten an den Rückseiten der dekorierten Kartons verkleben.

Stillen …

Muttermilch wird seit vielen Jahren als die optimale Ernährung für Babys empfohlen, denn

- sie enthält neben Nährstoffen auch Immun- und Abwehrstoffe.
- sie ist hygienisch, perfekt temperiert und immer bereit.
- gestillte Kinder haben seltener Durchfall, Mittelohrentzündungen und – später – Übergewicht, Allergien und Diabetes.
- die Stillhormone entspannen die Mutter und fördern die Gebärmutterrückbildung und Gewichtsabnahme.
- sie ist kostenlos.

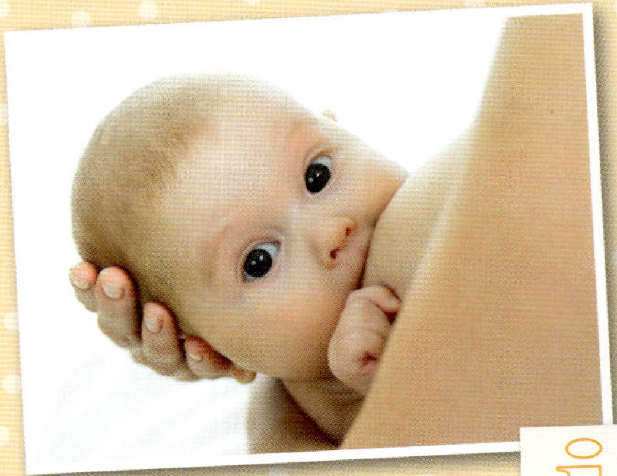

Ein Päckchen Butter

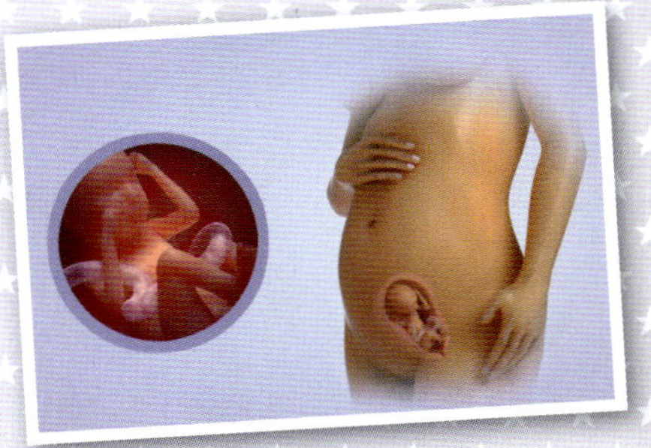

Das Baby wächst weiter in die Länge, allerdings proportional etwas langsamer als in den letzten vier Wochen. Dafür wird es nun zusehends properer: Unterhautfettgewebe setzt an und die Haut verdichtet sich. Immer mehr Käseschmiere – ein fettig-talgiger Film, der die dünne Haut vor dem Fruchtwasser schützt – umgibt die Haut und wird dort von den Lanugo-Flaumhärchen festgehalten. Auch das Immunsystem entwickelt sich weiter. Die Augen bewegen sich rege hinter den geschlossenen Lidern und haben die endgültige Stellung mit Blick nach vorne eingenommen.

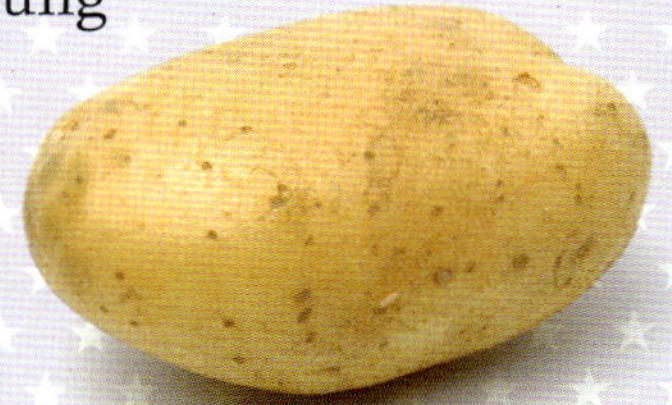

Größe vergleichbar mit einer großen Ofenkartoffel, ca. 14–15 cm bei 240–260 g

Rhesusunverträglichkeit: Die Sache mit der Blutgruppe

Um die 28. Schwangerschaftswoche wird Ihr Frauenarzt einen besonderen Blick auf Ihre Blutgruppe werfen. Sind Sie Rhesus-negativ, wird er Ihnen vorsichtshalber eine Anti-D-Immunglobulin-Spritze verabreichen. Diese verhindert, dass Sie Antikörper gegen das möglicherweise Rhesus-positive Blut Ihres Babys bilden. Diese Antikörper könnten in Folgeschwangerschaften zu großen Problemen führen. Sollte Ihr Kind wirklich Rhesus-positiv sein, bekommen Sie nach der Entbindung noch mal eine Spritze.

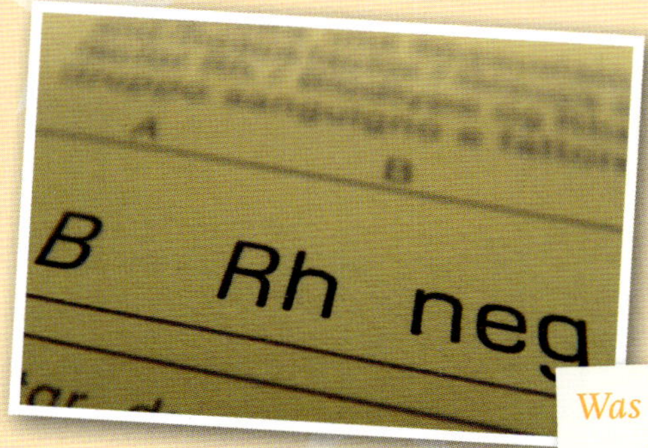

Was mit mir passiert

Herrlich schwanger

Es ist schon paradox: In den harten ersten Wochen trägt man ein Geheimnis spazieren und leidet im Stillen, obwohl etwas Anteilnahme und Rücksicht eigentlich guttäten, und jetzt geht's Ihnen blendend.
Da die Schwangerschaft nun aber auch für Außenstehende offensichtlich ist und kein Geheimnis mehr bleiben muss, genießen Sie plötzlich die Aufmerksamkeit und Rücksichtnahme der Umwelt. Im Bus wird Ihnen ab und zu schon freiwillig ein Sitzplatz angeboten, Türen werden aufgehalten, Taschen getragen, der Bauch lächelnd beäugt – dabei fühlen Sie sich doch wesentlich fitter als noch vor vier Wochen. Was soll's, nehmen Sie die ritterlichen Gesten ruhig an. Sie haben es sich verdient!

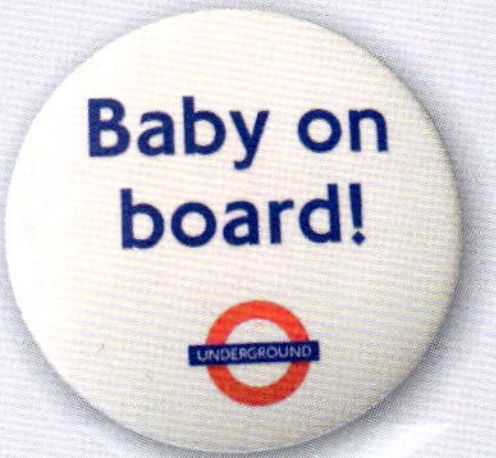

In der Londoner Underground gibt es für Schwangere spezielle Buttons, um andere Passagiere auf ihren Zustand aufmerksam zu machen.

Zarter Haarschopf

Während langsam die dünnen Lanugohaare am Körper verschwinden, wachsen Kopfhaare und Wimpern immer weiter. Das Baby öffnet und schließt nun die Augen je nach Schlaf-Wach-Phase, kann aber noch nicht wirklich scharf sehen.

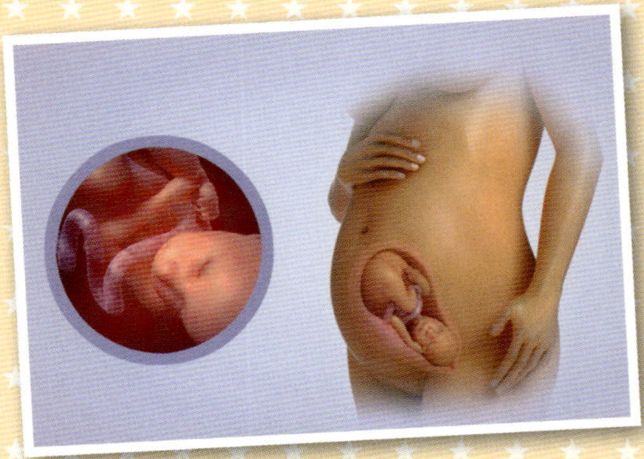

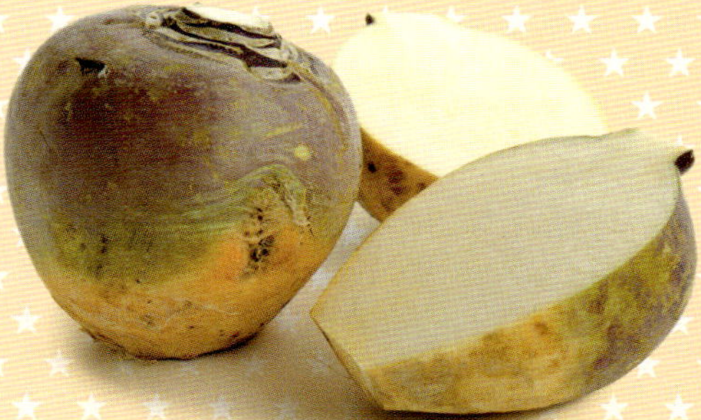

Größe vergleichbar mit einer Steckrübe, ca. 36–37 cm bei 1000–1100 g

Was mit dem Baby passiert

Planung für die Zukunft nach der Elternzeit

Die KiTa-Debatte und das Betreuungsgeld sorgen seit Jahren für Schlagzeilen. Fakt ist: Bis 2013 wurden nicht – wie angestrebt – für 35 % aller Ein- bis Dreijährigen Krippenplätze geschaffen, obwohl seit August 2013 ein Rechtsanspruch auf die Betreuung besteht. Eltern, die ihre Kinder zu Hause betreuen, werden mit monatlich 100 bzw. 150 Euro vom Staat unterstützt. Die Kommunen suchen individuelle Lösungen, pauschal lässt sich hier nur sagen: Wie auch immer Sie sich entscheiden, je früher Sie sich erkundigen und kümmern, umso besser.

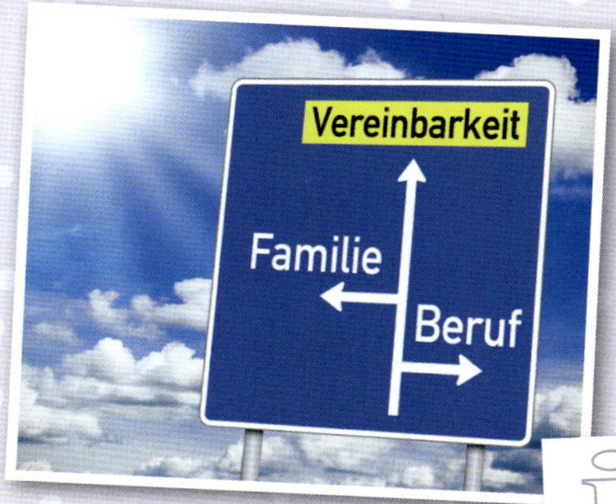

Wendekorb aus Wachstuch für Babys Kleinkram im Haus

So wird's gemacht:

- Aus dem Zeitungspapier ein Schnittmuster in der gewünschten Größe herstellen (siehe Skizze).
- Schnittmuster auf das Wachstuch übertragen und zuschneiden.
- Jeweils an den Seitenkanten mit der Nähmaschine rechts auf rechts zusammennähen.
- Einen Korb auf links wenden und in den auf rechts gedrehten Korb hineinstecken.
- Die Oberkanten jeweils so links auf links umfalten, dass sie genau zueinanderpassen.
- Die Oberkante mit der Nähmaschine ringsum absteppen.

Das wird benötigt:

Wachstuch (2 verschiedene Muster) • Schere • Zeitungspapier • Garn • Nähmaschine

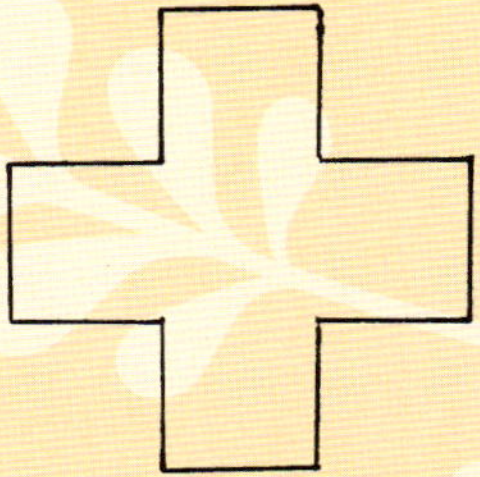

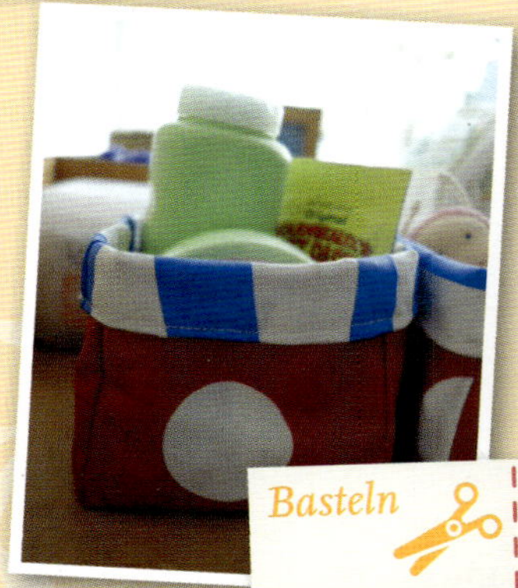

Von karriereverblendeten Rabenmüttern und stubenhockenden Glucken

In keinem anderen westlichen Land wird das Thema Kleinkindbetreuung so wenig zielführend und so emotional diskutiert wie in Deutschland. Dabei ist doch klar, dass jede Mutter hier ihren eigenen Weg finden muss! Reflektieren Sie also Ihre persönlichen Prioritäten und kümmern Sie sich rechtzeitig. So werden Sie hoffentlich die für Ihre Familie beste mögliche Lösung finden.

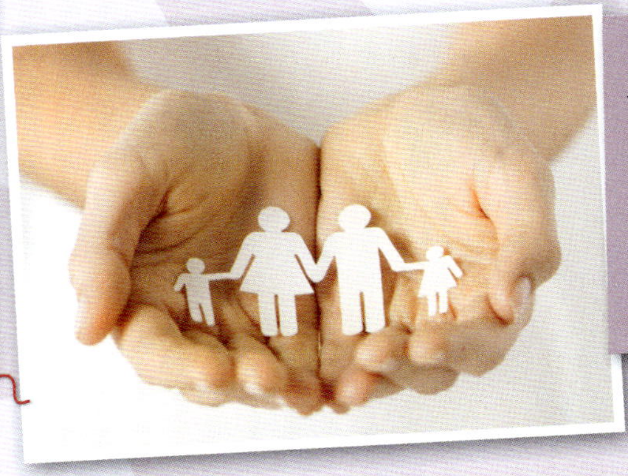

Studien zeigen, dass liebevolle Krippenbetreuung den Kindern nicht schadet und dass Kinder aus sozial schwachem Umfeld von der Betreuung eindeutig profitieren. Zentral ist der konstante Kontakt zu einigen wenigen Bezugspersonen.

Ratschläge für mich !

Checkliste »Sicherheit in Hof und Garten«

- o Balkonstäbe überprüfen:
  Abstand der Stäbe maximal 12 cm und Geländerhöhe je nach potenzieller »Absturzhöhe«: Geländerhöhe 0,9 m bei unter 12 m Balkonhöhe, 1,1 m ab 12 m Balkonhöhe
- o spitze Gegenstände wie Pflanzenstützen, spitze Zaunlatten usw. entfernen oder unerreichbar machen
- o für Fallschutz auf erhöhten Terrassen sorgen
- o Garten nach Stolperfallen überprüfen und entschärfen
- o erreichbare Giftpflanzen entfernen
- o Sitzschale und Fensterverdunkelungen fürs Auto besorgen

Weitere Informationsquellen zum Thema »Frühkindliche Betreuung«

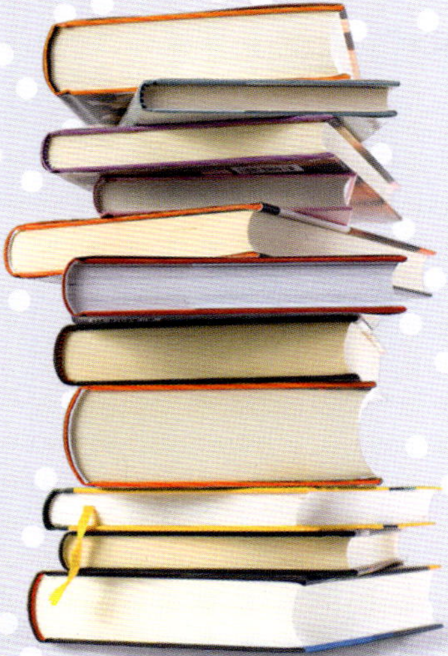

- Jörg Maywald, »Krippen: Wie frühe Betreuung gelingt. Fundierter Rat zu einem umstrittenen Thema«, Beltz Verlag 2008
- unter *www.fruehe-tagesbetreuung.de* finden Sie das Eckpunktepapier »Gute Qualität in Krippen- und Kindertagespflege« der Deutschen Liga für das Kind und viele weitere Informationen sowie Literaturverweise
- Informationen des Familienministeriums zum Thema Kinderbetreuung finden Sie unter *www.bmfsfj.de*

Checkliste »Sicherheit im Haus«

Eine weitere Formalie der Vorbereitung: Sind Sie schon kindersicher eingerichtet? Das Baby wird schneller mobil sein, als Sie es sich jetzt vorstellen können!

- O Wohnung nach langen Bändern und Kabeln überprüfen, die eine Strangulierungsgefahr darstellen können (z. B. Gardinen, Elektrokabel, Springseile usw.)
- O bedrohliche Möbelecken und Kanten absichern
- O Treppen durch Gittertüren absichern und Stufen mit Rutschleisten versehen
- O Geländer prüfen: Gitterabstand maximal 10 cm, sonst Zusatzsicherung
- O Kindersicherung an Fenstern und Herd anbringen
- O Steckdosen sichern
- O Elektrokabel auf Schadstellen überprüfen und möglichst vom Boden entfernen
- O Kindersicherung an Schranktüren befestigen, wenn der Inhalt für Kinder gefährlich ist (Medikamente, Putzmittel, Alkohol)
- O Rutsch-Stop unter allen Teppichen verlegen
- O Feuermelder in allen Zimmern anbringen
- O Feuerlöscher überprüfen oder besorgen
- O Arzneimittelschrank aufrüsten, ggf. Kinderarzt um Rat bitten
- O Notfall-Telefonnummern an jeder Telefonanlage bereitlegen

Ratschläge für mich !

Frühstücksdrink für Eilige

Ein Rezept, das auch in Zukunft an einem eiligen Vormittag ins Repertoire passen wird. Quark enthält Eiweiß und Kalzium, die Säfte geben Energie und liefern wertvolle Mikronährstoffe (u. a. Vitamin A, Vitamin C, Kalium und Eisen), das Leinöl hochwertige Omega-3-Fettsäuren und die Leinsamen fördern die Verdauung.

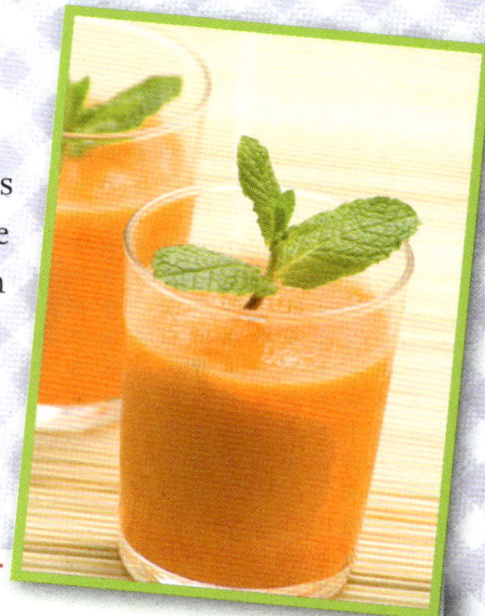

Zutaten

- 100 g Magerquark
- 200 ml Orangensaft (frisch gepresst oder gekauft)
- 50 ml Grapefruitsaft (frisch gepresst oder gekauft)
- Saft von 1 Zitrone
- 200 ml Karottensaft
- 1 TL Leinöl
- 1 TL geschrotete Leinsamen

So wird's gemacht:
Alle Zutaten im Mixer oder mit dem Zauberstab gut verquirlen. Guten Appetit!

Wie viel Kindergeld können Sie erwarten?

Die Höhe des Kindergeldes richtet sich danach, wie viele Kinder Sie haben, und wird jeweils am 20. des Monats ausbezahlt.

Kind	Monatlich ausbezahlter Betrag
erstes Kind	184 Euro
zweites Kind	184 Euro
drittes Kind	190 Euro
jedes weitere Kind	215 Euro

Celebrity-Style-Kaftan

Der Trend unter amerikanischen Stars und Sternchen! Gönnen Sie sich gemütliche Auszeiten »in style« in einem selbst genähten Kaftan – in Anlehnung an eine Anleitung direkt aus Hollywood.

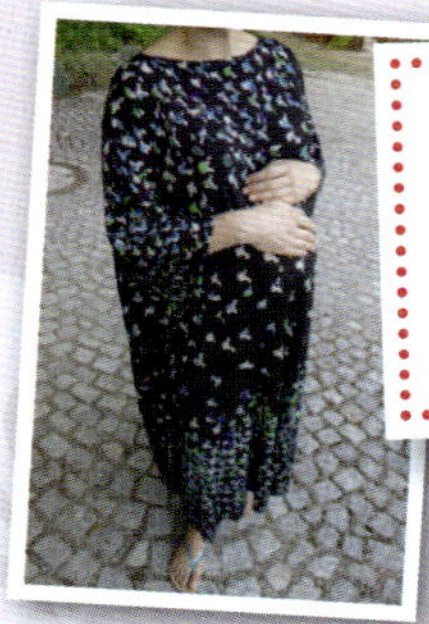

Das wird benötigt:

2–3 m fließender Stoff
- Maßband, Schere, Stecknadeln
- Nähmaschine, Garn

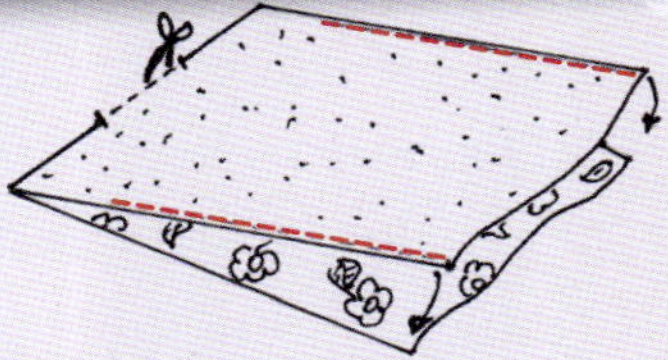

So wird's gemacht:

- Den Stoff der Länge nach mittig rechts auf rechts falten.
- Den eigenen Kopfumfang messen als Anhaltspunkt für die minimale Ausschnittgröße.
- Mit der Falte nach oben auf dem Arbeitstisch ablegen, die genaue Mitte der Faltkante ermitteln. Hier den Halsausschnitt einschneiden – am einfachsten als Boatneck ein längliches Oval (siehe Skizze).
- Für die Armöffnungen die seitlichen Nähte feststecken und bis ca. 10 cm unterhalb der Faltkante beidseitig mit der Nähmaschine absteppen.
- Den Kaftan anprobieren. Entweder lang lassen oder gegebenenfalls auf Tunikalänge kürzen.
- Halsausschnitt und die Unterkante nach Wunsch umnähen bzw. mit Zickzackstich versäubern, fertig!

Vom Elterngeld zum Kindergeld

Sie haben für jedes Kind Anspruch auf Kindergeld. Die Zahlungen können bis zu vier Jahre rückwirkend erfolgen, Sie müssen den Antrag also nicht zwingend gleich nach der Geburt bearbeiten.

Falls Sie ihn jetzt schon vorbereiten wollen:

- Den Antrag stellen Sie bei der Familienkasse der Bundesagentur für Arbeit; genaue Informationen sowie die Antragsformulare finden Sie unter *www.arbeitsagentur.de* (Rubrik »Bürgerinnen und Bürger«/»Familie und Kinder«).
- Beamten stellen den Antrag direkt bei ihrem Dienstherrn.

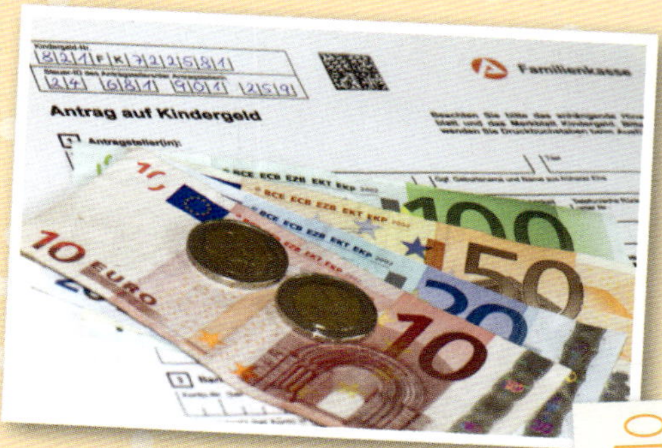

Übung macht den Meister

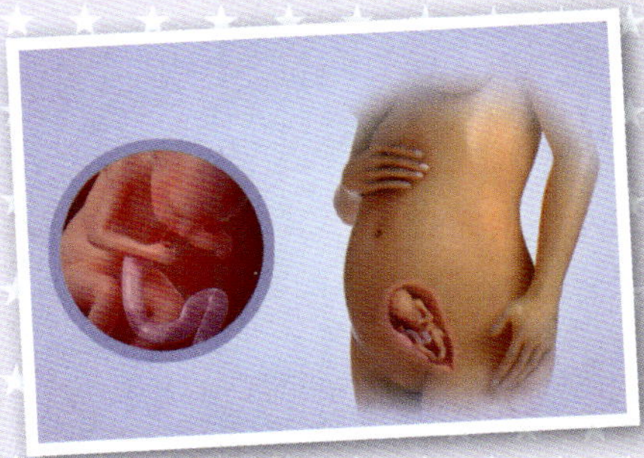

In dieser Woche …

- werden die Milchzahnleisten angelegt.
- beginnen die Augenbrauen und Kopfhaare zu wachsen.
- nehmen die Fettpolster unter der Haut weiter zu.

Das Verhalten des Babys bereitet es zusehends auf ein eigenständiges Leben vor: Es turnt und stärkt dabei alle Muskeln, es tastet nach Nabelschnur und Füßen, führt gerne die Finger oder eine Nabelschnurschlinge zum Mund, trinkt eifrig Fruchtwasser (bis zu 400 ml pro Tag) und scheidet dies über die Nieren wieder aus. Es trainiert die Atemmuskulatur mit Atemübungen und durch Schluckauf, wobei ebenfalls Fruchtwasser eingeatmet und wieder ausgestoßen wird.

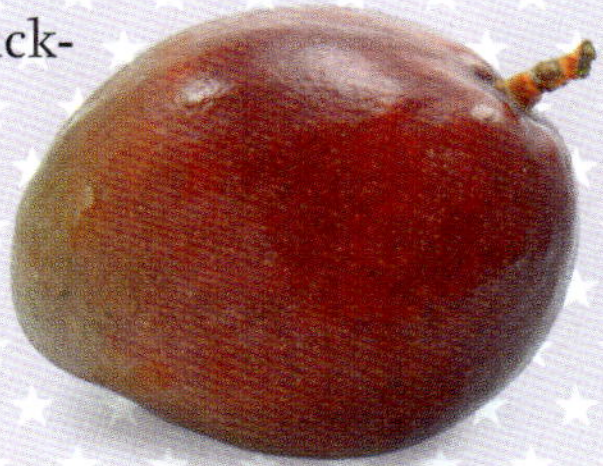

Größe vergleichbar mit einer Mango,
ca. 24–25 cm bei 240–300 g

Der Stoffwechsel-Check

Falls noch nicht geschehen, sollte diese oder nächste Woche (zwischen der 24. und der 28. Schwangerschaftswoche) ein Zuckerbelastungstest beim Frauenarzt durchgeführt werden. Dabei werden Ihre Blutzuckerwerte gemessen, nachdem Sie eine vorbereitete Zuckerlösung getrunken haben. Bei bis zu 14 % aller Schwangeren verweilt der Zucker zu lange im Blut. Das bedeutet, dass eine vorübergehende Stoffwechselstörung eingetreten ist – im Extremfall (bei bis zu 4 %) sogar ein Schwangerschaftsdiabetes. In der Regel lässt sich dies durch eine Ernährungsumstellung und mehr Sport auch ohne Medikamente behandeln.

Bleibt eine Zuckerstoffwechselstörungen unerkannt, wird die Versorgung des Kindes gestört. Es steigt das Risiko für eine Frühgeburt (bis hin zur Fehlgeburt), am Termin sind die Kinder häufig übergewichtig, jedoch unreif und leiden an Unterzuckerung. Langzeitfolge sind Übergewicht und Zuckerverwertungsstörungen bereits in der Jugend.

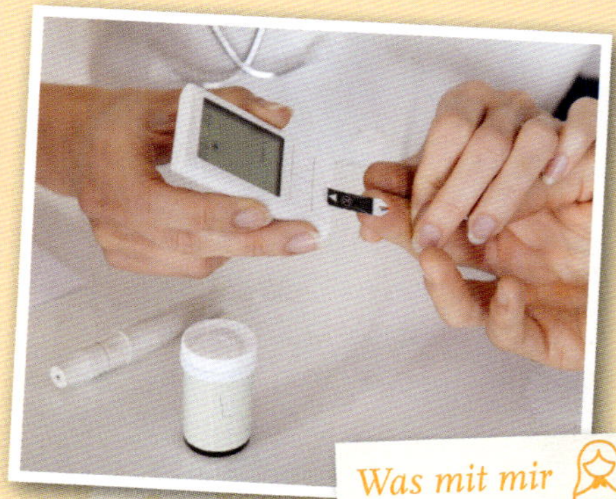

Ein kleiner Stich in den Finger, und schon wissen Sie, ob Ihr Blutzuckerwert in Ordnung ist.

Was mit mir passiert

Zeit für das 2. Screening

Ihre Gebärmutter reicht nun schon bis zum Nabel und wölbt sich deutlich. Die meisten Frauen spüren die Bewegungen des Babys eindeutig.

Zwischen der 20. und der 24. Woche liegt das Zeitfenster für das 2. Screening – auch »Organscreening« oder »großer Ultraschall« genannt. Diese Untersuchung ist in jedem Fall ratsam, denn sie dient indirekt auch der Geburtsplanung. Bei einem auffälligen Ergebnis können Sie genau darüber beraten werden, ob die Geburt eventuell in einem speziell eingerichteten Krankenhaus stattfinden sollte. Sie sollten aber davon ausgehen, dass bei bisher unauffälligem Verlauf die Gesundheit des Babys bestätigt wird.

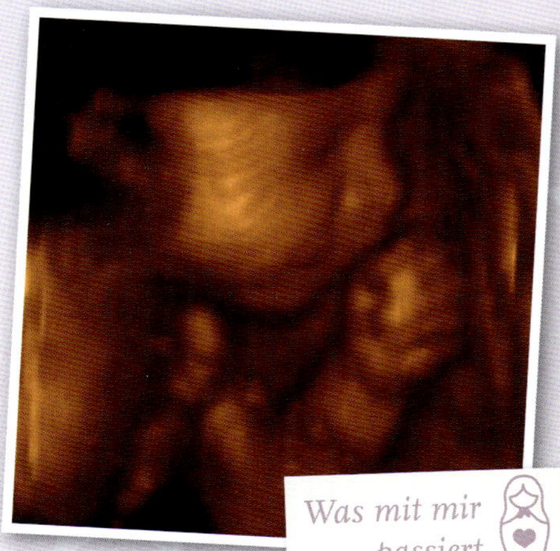

Oft wird im Rahmen des 2. Screenings auch ein 3D-Bild von Ihrem Baby gemacht.

Nehmen Sie Ihren Partner unbedingt mit zum 2. Screening. So ausführliches Babyfernsehen gibt es nur einmal in der Schwangerschaft!

Was mit mir passiert

Ab jetzt sind die Augen offen

In dieser Woche gehen Ihrem Baby buchstäblich die Augen auf. Außerdem befinden sich die Windungen und Falten des Gehirns in der letzten Entwicklungsphase. Auch die Lunge reift weiter aus – alleine bei Raumluft atmen kann es allerdings immer noch nicht. Seine Bewegungen sind nun so kräftig, dass sich der Bauch äußerlich sichtlich verformt.

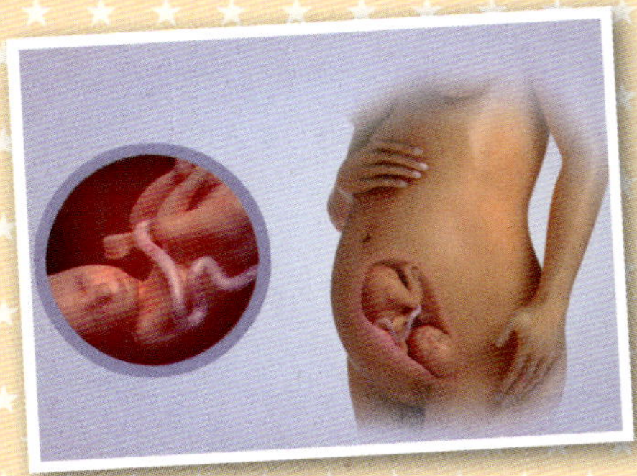

Größe vergleichbar mit einem Eisbergsalat, ca. 34–35 cm bei ca. 900–1000 g

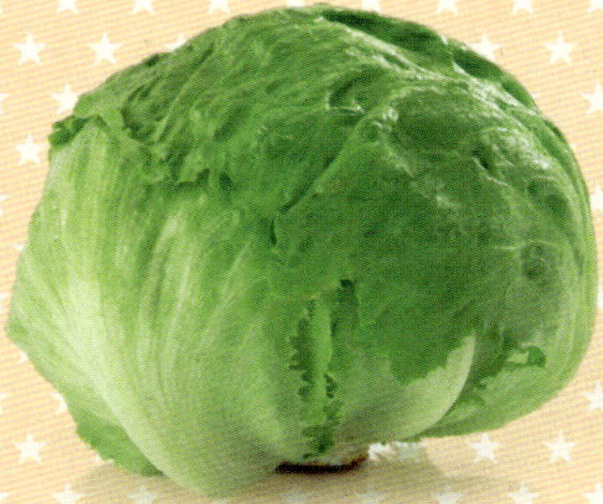

Trockene Haut und Schwangerschaftsstreifen

Wenn Bauch und Brust ununterbrochen wachsen, ist das eine enorme Belastung für Haut und Bindegewebe. Fast alle Schwangeren beschweren sich über besonders trockene oder juckende Haut am Bauch; einige werden die gefürchteten Schwangerschaftsstreifen feststellen. Ob diese feinen Risse an Bauch, Brust und Hüften entstehen, ist wahrscheinlich genetisch bedingt – Frauen mit schwachem Bindegewebe oder Töchter, deren Mütter ebenfalls Schwangerschaftsstreifen haben, müssen eher damit rechnen.

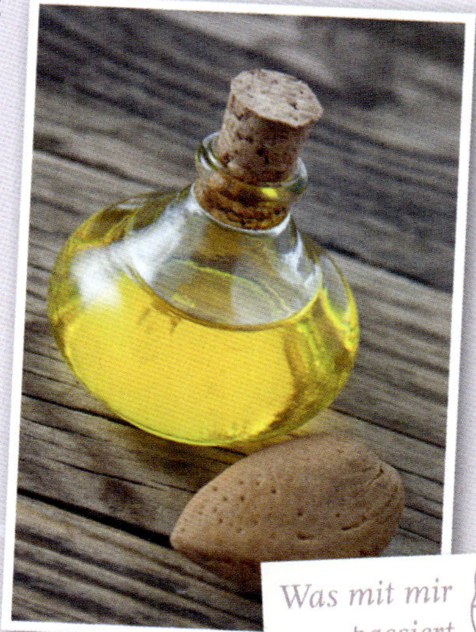

Gegen trockene Haut hilft nur eines: viel Feuchtigkeit (siehe S. 103)!

Was mit mir passiert

Babys Schatzkiste

Daran wird sich Ihr Kind später erfreuen: eine Sammelkiste für die schönsten Erinnerungen.

Das wird benötigt:

Karton mit Deckel, z. B. ein großer Schuhkarton • Baumwollstoffe und Applikationen nach Wunsch • Buchbinderleim • Pinsel • Geodreieck • Bleistift • Schere

So wird's gemacht:

- Schachtelboden und Deckel mittig auf dem Stoff abzeichnen (siehe Skizze).
- An allen vier Seiten nach rechts, links, oben und unten die doppelte Schachtel- bzw. Deckelhöhe anzeichnen.
- An zwei gegenüberliegenden Seiten 2 cm Zugabe anzeichnen, dann ausschneiden.
- Schachtel und Deckelboden mit Buchbinderleim bestreichen, auf die markierte Stelle des Stoffs kleben und glatt streichen.
- Zuerst die Seiten mit Zugabe an der Schachtel außen und innen festkleben und glatt streichen, danach die beiden übrigen Seiten anbringen.
- Die beiden anderen Seiten wie oben beschrieben befestigen.
- Nach Wunsch mit Applikationen (z. B. den Namen des Kindes) dekorieren.

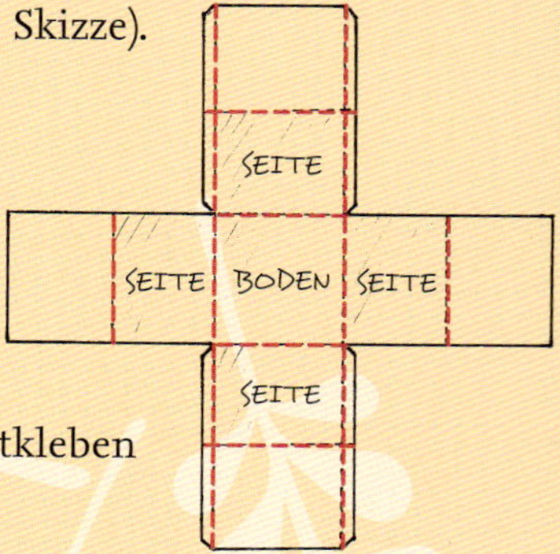

Basteln

Gutes für die Haut

Hautbeschwerden können gelindert werden durch tägliche Feuchtigkeitspflege. Besonders zu empfehlen sind

- Kakaobutter
- spezielle Öle, z. B. Schwangerschaftsstreifenöl der Bahnhof-Apotheke Kempten oder das selbst gemachte Öl auf S. 103
- spezielle Salben, z. B. Creastrian aus der Apotheke
- Zupfmassagen, die die Elastizität der Haut erhöhen

Für die Zupfmassage die Bauchhaut zart zwischen Daumen und Zeigefinger einkneifen, etwas nach oben ziehen, wieder loslassen – dabei ein Massageöl einmassieren.

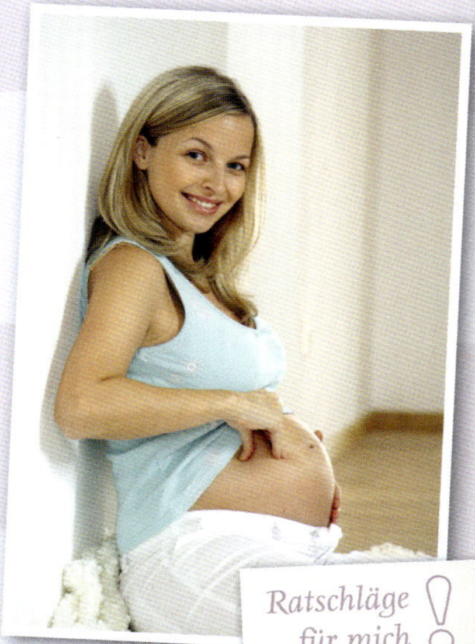

Ratschläge für mich !

Meilenstein

Noch 100 Tage
bis zum
Entbindungstermin!

Beruhigendes Massageöl zur Vorbeugung von Schwangerschaftsstreifen

Mildes Mandelöl und Nachtkerzenöl pflegen und beruhigen die gereizte Haut, Weizenkeimöl festigt das Bindegewebe und die ätherischen Öle entspannen und harmonisieren.

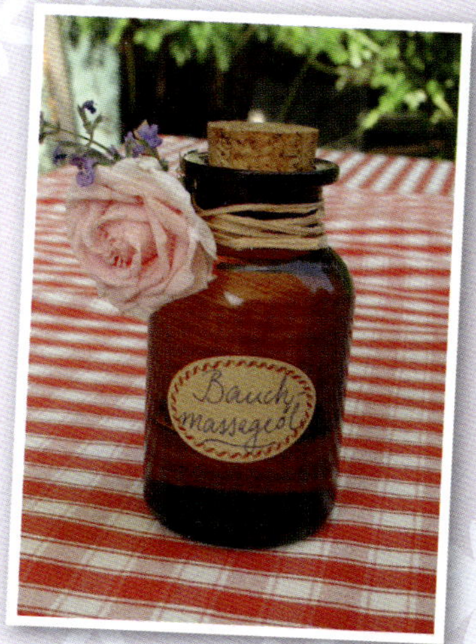

Das wird benötigt: 80 ml Mandelöl süß • 10 ml Nachtkerzenöl • 10 ml Weizenkeimöl • 10 Tropfen Lavendelöl • 10 Tropfen Melissenöl • 2 Tropfen Jasminöl (Sie können auch mit anderen Duftölen experimentieren!)

So wird's gemacht:
Zutaten abmessen und in eine möglichst dunkle Flasche abfüllen. Haltbar ca. 3 Monate.

(Übrigens: Pures Mandelöl eignet sich besonders gut zur Babymassage.)

Ihr gutes Recht

Eine übersichtliche Website des Familienministeriums zu allen rechtlichen Fragen zum Thema Familie und Kind finden Sie unter *www.familien-wegweiser.de*

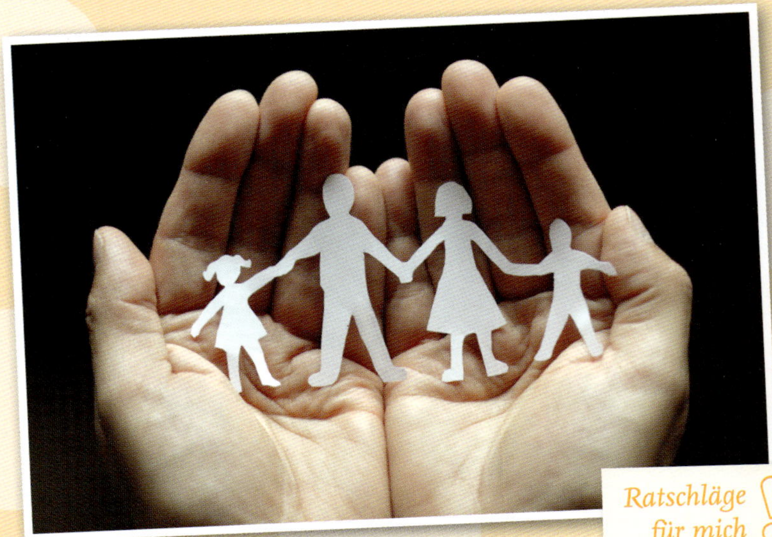

Ratschläge für mich !

Ein gebührender Rahmen für das Sonobild 2. Screening

So wird's gemacht:
Diese Seite und das Sonobild (falls auf Thermopapier erstellt) farbkopieren, den Rahmen ausschneiden, das Ultraschallbild passend zuschneiden und aufkleben.

… und Elterngeld

Während der Elternzeit haben Sie über den Zeitraum von zwölf Monaten Anspruch auf Elterngeld. Dieses entspricht in etwa 65–67 % Ihres letzten Nettogehalts (dabei mindestens 300 Euro und maximal 1800 Euro) und kann erst ab der Geburt des Kindes, aber bis drei Monate rückwirkend bei der Elterngeldstelle beantragt werden (siehe *www.bmfsfj.de/BMFSFJ/familie,did=76746.html*). Ihr Anspruch erweitert sich auf vierzehn Monate, wenn Sie die Zeit mit Ihrem Partner teilen und er mindestens zwei Monate lang die Betreuung des Kindes übernimmt.

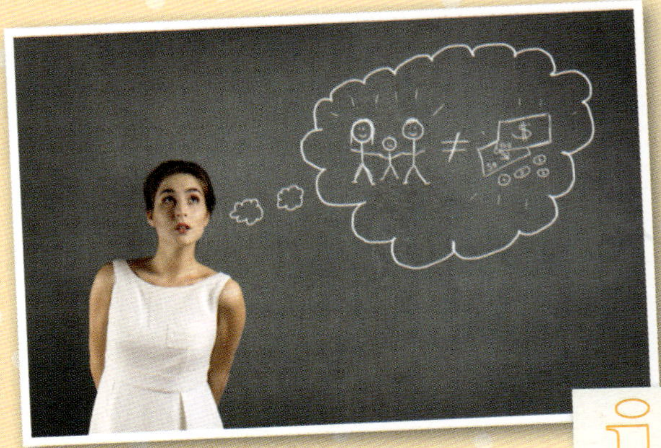

Meilenstein

Halbzeit!

Was kommt nach dem Mutterschutz auf Sie zu? Von Elternzeit …

Im Anschluss an die Mutterschutzfrist – acht Wochen nach der Entbindung (siehe S. 40) – können Sie bis zu drei Jahre Elternzeit in Anspruch nehmen. Der Antrag dazu muss dem Arbeitgeber sieben Wochen vor Beginn der Inanspruchnahme schriftlich vorliegen. Das heißt: Wenn Sie die Elternzeit direkt im Anschluss an die Mutterschutzfrist nehmen wollen, muss der Antrag spätestens eine Woche nach der Entbindung beim Arbeitgeber angekommen sein.

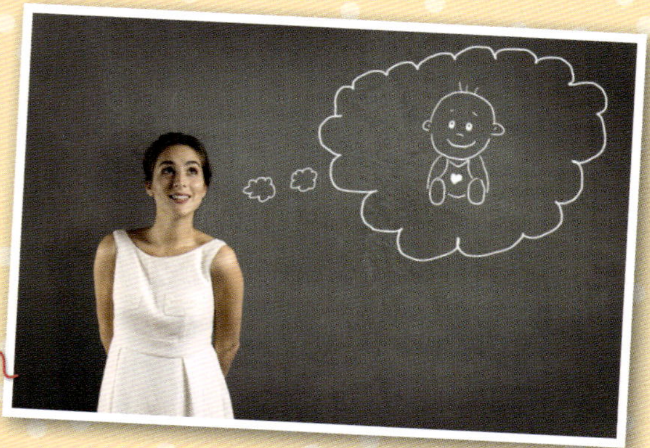

Nach der Elternzeit haben Sie übrigens keinen Rechtsanspruch mehr auf den identischen Arbeitsplatz. Klären Sie dieses Thema unbedingt vor der Geburt, im Idealfall schriftlich!

20+0 bis 23+6 SSW

So geht's dem Baby
Insbesondere die Sinnesorgane und Lunge entwickeln sich weiter. Am Ende des Monats ist die Lebensfähigkeit erreicht.

Daran muss ich denken
- 4. Vorsorgetermin vereinbaren
- Ultraschall-Organscreening findet statt
- Hebamme suchen
- zum Geburtsvorbereitungskurs anmelden

So geht's mir
Der »Honeymoon« der Schwangerschaft beginnt: Übelkeit und Erschöpfung lassen nach, Sie spüren das Baby regelmäßig und der Bauch wird schön rund.

Zwei Drittel geschafft – Gedanken an »danach«

Kaum zu glauben – zwei Drittel der Schwangerschaft sind schon vorbei! Genießen Sie die nächsten vier Wochen so gut Sie können, noch befinden Sie sich in der »Honeymoon-Phase«. Der Bauch ist zwar nicht zu übersehen, aber noch nicht wirklich lästig. Spätestens in der 30.–32. Schwangerschaftswoche beginnt er Dimensionen anzunehmen, die Sie zunehmend einschränken. Auch das ist eine Art der Geburtsvorbereitung, denn im Moment geht es Ihnen vielleicht so hervorragend, dass Sie ewig schwanger bleiben könnten …

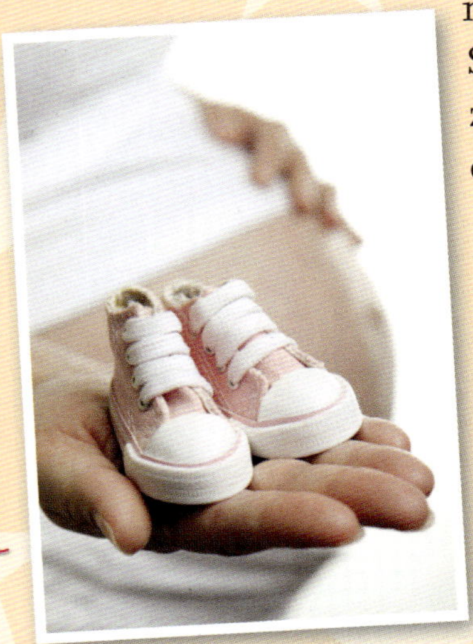

Eventuell machen Sie sich aber schon Gedanken über die Zeit nach der Geburt? Siehe S. 152–154 für einige Ideen und Tipps.

Was mit mir passiert

Eine imposante Geräuschkulisse

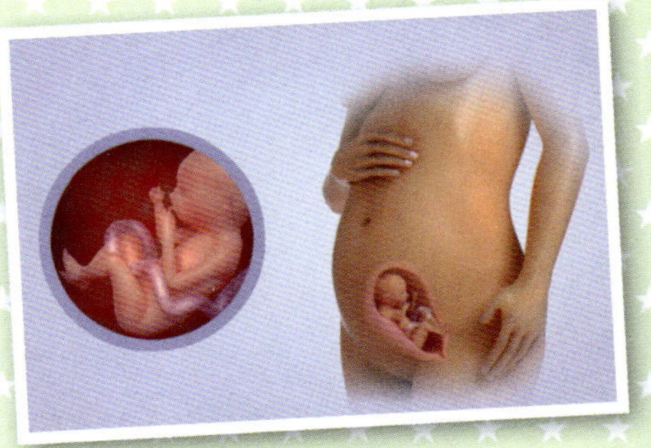

Im Innenohr entwickelt sich nun das Gleichgewichtsorgan, wodurch das Baby sich kontrolliert im Raum orientieren kann. Geräusche nimmt es zuhauf wahr: Ihre Stimme und die Ihres Partners wird es bei der Geburt schon erkennen, daneben murmeln Darmgeräusche, pocht Ihr Herz und rauscht das Blut durch die Hauptschlagader direkt hinter dem Kind in Ihr Becken. Es schläft bis zu zwanzig Stunden pro Tag, gerne auch tagsüber, wenn es durch Ihre Bewegungen in den Schlaf geschaukelt wird. Selbst aktiv wird es hingegen besonders dann, wenn Sie sich zum Abend hin eine Verschnaufpause auf dem Sofa gönnen wollen. Freuen Sie sich über diese Lebenszeichen!

Größe vergleichbar mit einer Banane, ca. 25–26 cm bei 300–360 g

7. Monat | 25+0 SSW | noch 105 Tage

Noch etwas knittrig – aber nicht mehr lange!

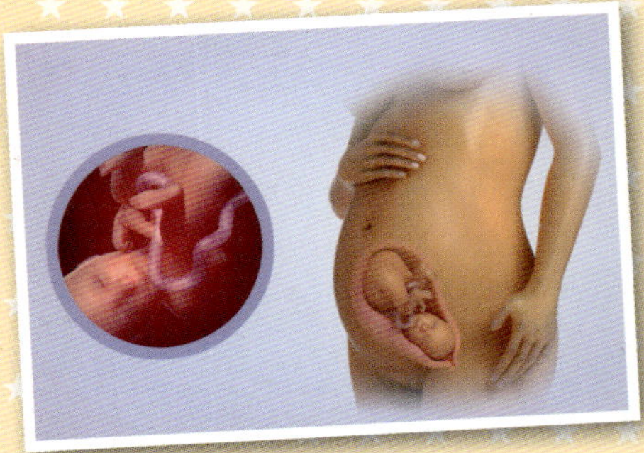

Im Moment ist die Haut des Babys noch ziemlich dünn und faltig – das wird sich in den nächsten Wochen aber rasant ändern. Es wird ein Fettpolster zulegen, das für die Temperaturregulation nach der Geburt enorm wichtig ist.

Die Bewegungen des Babys werden immer koordinierter, da das Nervensystem weiter ausreift. Die Platzverhältnisse in der Gebärmutter führen nun dazu, dass sich seine Bewegungen anders anfühlen. Sitzt es in Steißlage, stößt es mit seinen Füßchen ab und an schmerzhaft in Ihre Blase; liegt es in Schädellage, landen die Tritte eher in der Magengegend. Es ist gut möglich, dass es sich jetzt schon langsam für die Lieblingsposition kopfüber entscheidet.

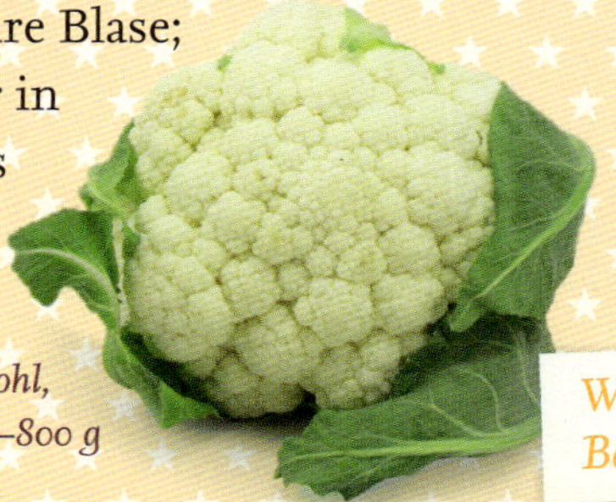

Größe vergleichbar mit einem Blumenkohl, ca. 37 cm bei 750–800 g

Was mit dem Baby passiert

Schwere Beine

Es geht Ihnen immer besser. Da sich Ihr Baby regelmäßig meldet, sind Sie nicht mehr auf die Vorsorgeuntersuchungen zur Beruhigung angewiesen.
Vielleicht bemerken Sie aber schon, dass Sie längeres Sitzen oder Stehen belastet. Der Druck der wachsenden Gebärmutter schränkt die Durchblutung im Becken ein, es kann durch den Rückstau zu störenden Wassereinlagerungen in den Beinen kommen. Ihr Frauenarzt wird Ihnen bei Bedarf Stützstrümpfe verschreiben.

Schwimmen stärkt nicht nur Ausdauer und Muskulatur, es lindert auch die Wassereinlagerung in den Beinen.

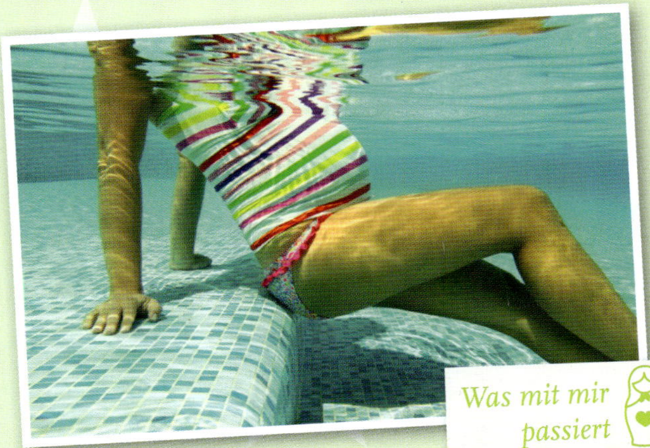

Was mit mir passiert

Woran erkenne ich eine gute Klinik?

Bei Informationsabenden der Kliniken können Sie in Erfahrung bringen, wie routiniert Hebammen, Ärzte, Anästhesisten und Pädiater zusammenarbeiten. Die Leitlinien der Deutschen Gesellschaft für Geburtshilfe und Gynäkologie definieren Mindestvoraussetzungen, die eine Entbindungsklinik in Deutschland erfüllen sollte:

- Ein Facharzt sollte in maximal 10 Minuten da sein, wenn ein Problem erkannt wird.
- Zwischen der Entscheidung zur dringenden Entbindung (zum Beispiel Saugglocke oder Notkaiserschnitt) und der tatsächlichen Entbindung sollten maximal 30 Minuten liegen.

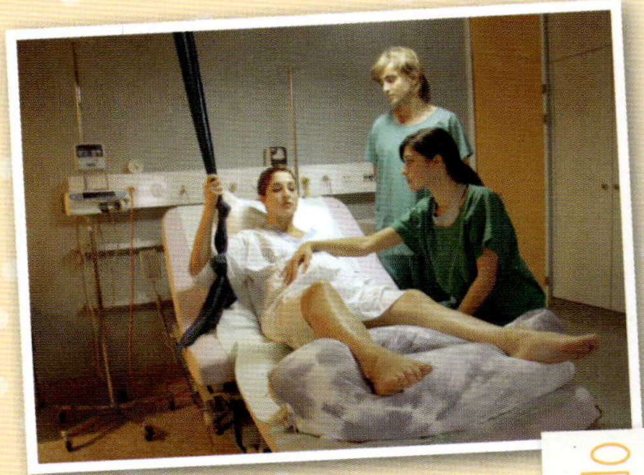

An großen Kliniken mit viel Erfahrung in der Betreuung von Risikoschwangerschaften sind die Zeitspannen intern wesentlich enger gesteckt, dies geht aber eventuell einher mit Abstrichen bei der kuscheligen Atmosphäre.

Empfehlungen bei schweren Beinen

- wenn möglich weniger »S« (sitzen oder stehen) und mehr »L« (liegen oder laufen)
- Stützstrümpfe der Kompressionsklasse 2 nach Maß anfertigen lassen und noch vor dem Aufstehen im Bett anziehen
- Heilerdeumschläge lindern die Beschwerden (siehe S. 112)

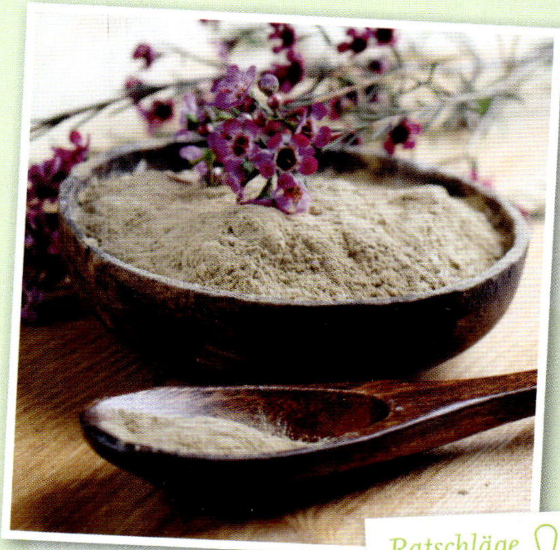

Ratschläge für mich !

Wo soll das Kind geboren werden? Eine Glaubensfrage …

Untersuchungen aus England, Deutschland und den Niederlanden zeigen, dass Hausgeburten insbesondere bei Erstgebärenden sehr häufig abgebrochen werden (bis zu 45 %) und dass die Rate ernsthafter kindlicher Komplikationen – bis hin zur Sterblichkeit – deutlich erhöht ist. Daher raten Mediziner von Hausgeburten eher ab. Mütter, die eine Hausgeburt wählen, werden allerdings weniger medizinisch-instrumentellen Eingriffen (und deren Komplikationen) ausgesetzt und fühlen sich gegebenenfalls wohler als in steriler Klinikatmosphäre. Eine hebammenbetreute Alternative zur Hausgeburt ist die Geburtshausgeburt, eine arztbetreute Alternative die kleinere Geburtsklinik.

Die Entscheidung liegt voll und ganz bei Ihnen. Besuchen Sie in den nächsten Wochen Informationsabende, lernen Sie die Geburtshelfer kennen und entscheiden Sie dann, wo Sie sich am besten aufgehoben und in Ihren Bedürfnissen verstanden fühlen.

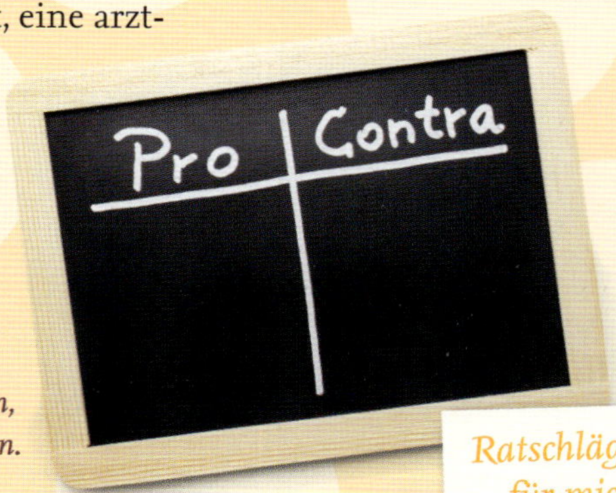

Um die für Sie richtige Entscheidung zu treffen, sollten Sie sich im Vorfeld umfassend informieren.

Ratschläge für mich !

Die »eigene« Hebamme

Jeder Schwangeren stehen nach der Entbindung Hausbesuche einer Hebamme zu. Nach der Entbindung dürfen Sie Hausbesuche bis zu zehn Tage lang täglich und danach in größeren Abständen auch weiterhin in Anspruch nehmen. Wenn Sie die Schwangerschaft bereits von einer Hebamme überwachen lassen, wird diese sicherlich auch die Betreuung im Wochenbett übernehmen; wenn nicht, sollten Sie sich spätestens jetzt auf die Suche machen (siehe S. 111). Insbesondere nach der ersten Entbindung sind ihre fachkundigen Anweisungen Gold wert!

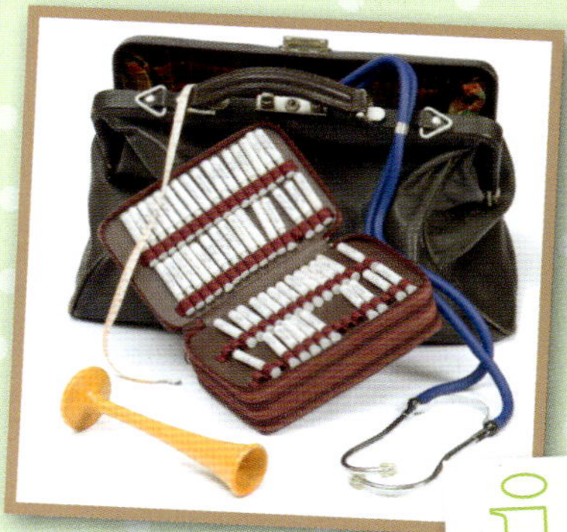

In den Ballungsräumen können Hebammen schon früh ausgebucht sein, daher sollten Sie sich so bald wie möglich vormerken lassen.

Tipps gegen die typischen Schwangerschaftsbeschwerden

- Gegen Blähungen und Sodbrennen helfen Ballaststoffe in Kombination mit viel Flüssigkeit (mindestens 2–3 Liter pro Tag), säurebindende Kautabletten (z. B. »Rennie« oder Heilerde für die innerliche Anwendung) sowie eine erhöhte Schlafposition (zwei Kopfkissen verwenden).
- Bei Schwindel im Liegen (Vena-cava-Syndrom) sollten Sie sich auf die linke Seite drehen, damit das Blut ungehindert aus den Beinen zum Herzen fließen kann.
- Gegen Venenstau in Becken und Beinen helfen Wechselduschen, Bewegung, Beinhochlagerung und Stützstrümpfe.
- Bei Wadenkrämpfen in der Nacht rettet Sie Magnesium (z. B. »Magnesium Diasporal direkt 300« vor dem Schlafengehen).
- Bei Schwellungen am Darmausgang müssen Hämorrhoiden von Analvenenthrombosen unterschieden werden – hier erst den Frauenarzt um Rat bitten, bevor Sie eine Salbe besorgen.

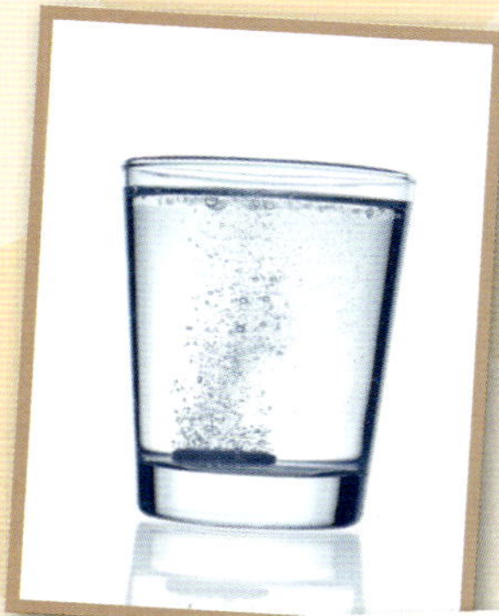

Tipps bei der Hebammensuche

- Oft sind die Hebammen der Kliniken in eigenen Praxen organisiert. Informieren Sie sich in Ihrer Entbindungsklinik, ob die Hebammen auch für Hausbesuche zur Verfügung stehen.
- Bitten Sie Freundinnen oder Ihren Frauenarzt um Empfehlungen.
- Eine genaue Liste der Hebammen, die Ihren Wohnort mitbetreuen, finden Sie in Ihrer örtlichen Hebammenliste (z. B. *www.hebammenliste.de*).

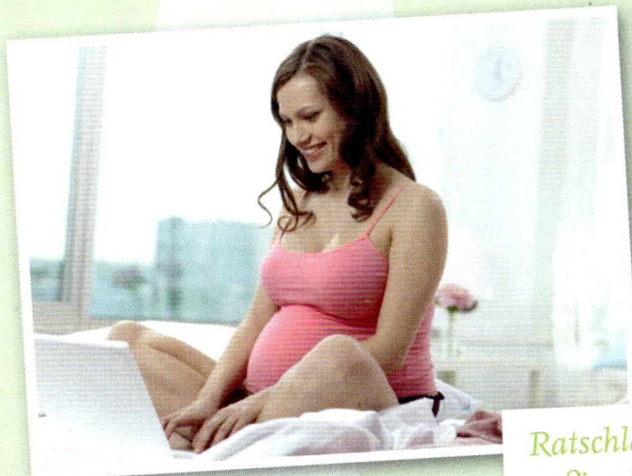

Kleine Wehwehchen und Gedanken an die Entbindung

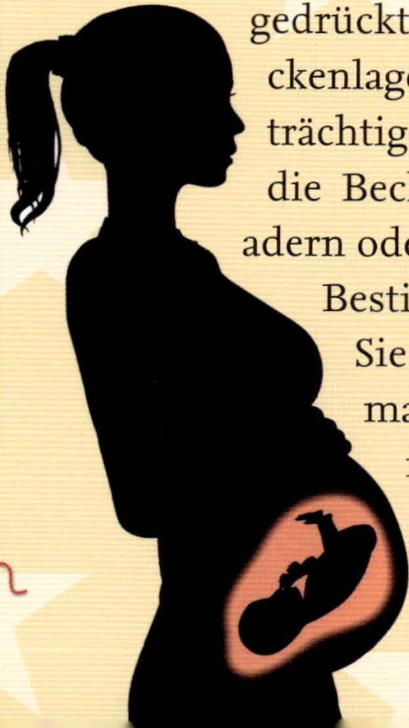

Eventuell bemerken Sie nun, wie die wachsende Gebärmutter Ihre Organe verschiebt und deren Funktion beeinträchtigt. Magen und Darm werden nach oben gedrückt, was häufig zu Blähungen und Sodbrennen führt. In Rückenlage kann die Gebärmutter den Blutfluss zum Herzen beeinträchtigen, was Schwindel und Übelkeit auslöst. Und wenn sie auf die Beckenvenen drückt, können Wassereinlagerungen, Krampfadern oder Hämorrhoiden entstehen.

Bestimmt sind die Beschwerden noch nicht so schlimm, dass Sie die Entbindung bereits herbeisehnen, Gedanken darüber machen Sie sich aber schon. Für Ratschläge zur Linderung Ihrer Beschwerden und Tipps für die Geburtsplanung siehe S. 147 und 149.

Was mit mir passiert

Heilerdeumschläge bei schweren Beinen

Das wird benötigt: Heilerde zur äußerlichen Anwendung (aus der Drogerie) • 2 leicht feuchte alte Küchentücher • 2 trockene Handtücher

So wird's gemacht:

- Heilerde mit kaltem oder lauwarmem Wasser zu einem dicken Brei anrühren.
- Brei auf leicht feuchte Küchentücher streichen.
- Tücher mit der bestrichenen Seite auf die Unterschenkel legen, mit trockenen Handtüchern umwickeln.
- 15–20 Minuten im Liegen einwirken lassen, dann mit kühlem Wasser abnehmen.

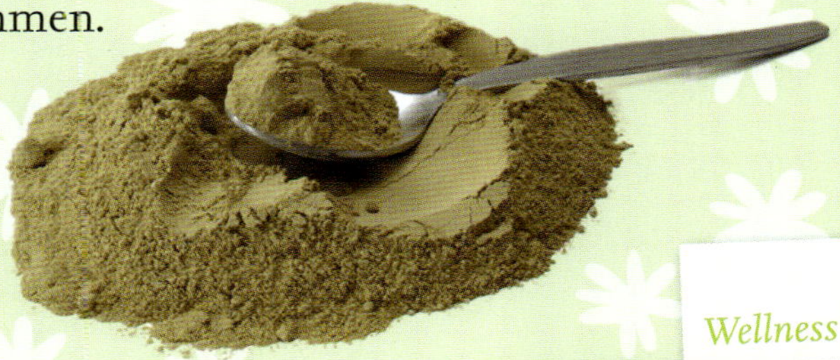

Klein, aber oho!

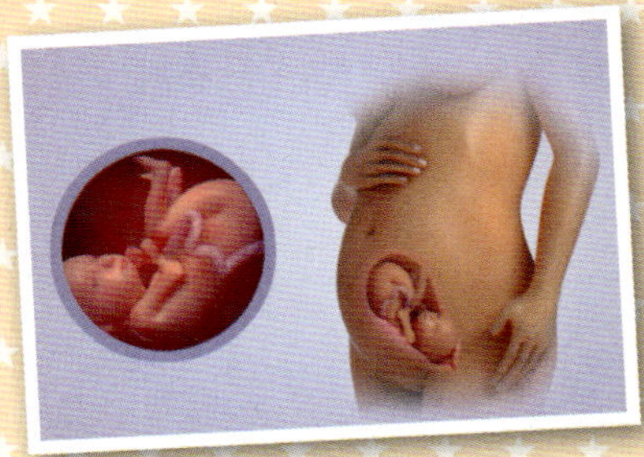

Nun ist die medizinische Grenze der Lebensfähigkeit erreicht. Diese geht mit einem Reifegrad des Lungengewebes einher, das ab jetzt schon kleinere Mengen Surfactant bildet – ein oberflächenaktives Fettmolekül, das die Lungenbläschen vor dem Kollaps schützt. Damit kann das Baby zwar noch nicht selbstständig bei Raumluft atmen, aber mit entsprechender medizinischer Unterstützung den lebensnotwendigen Sauerstoff über die Lunge aufnehmen. Sollte es wider Erwarten zu einer vorzeitigen Geburt kommen, wird das Baby auf jeden Fall intensivmedizinisch versorgt und hat realistische Chancen, gesund zu überleben. Die Sinne sind deutlich ausdifferenziert: Es kann gut hören, sehen, schmecken und fühlen. Das können Sie ausprobieren: Vielleicht bewegt oder beruhigt es sich, wenn Sie eine Spieluhr an den Bauch halten oder von außen sanft stoßen.

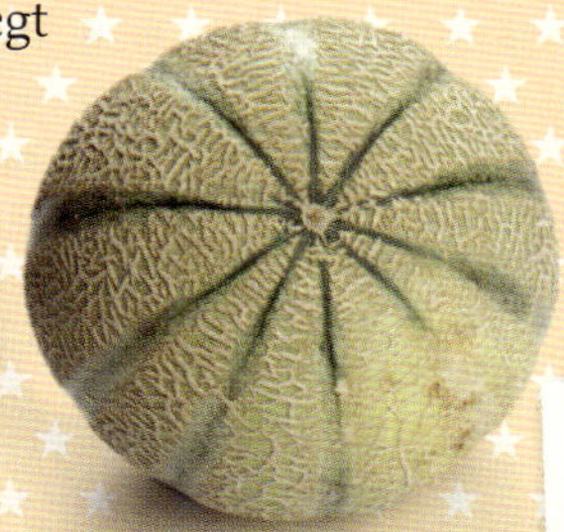

Größe vergleichbar mit einer Netzmelone,
ca. 34 cm bei ca. 650 g

Was mit dem Baby passiert

Ab jetzt wird auch das Baby rund

6. Monat | 21+0 SSW | noch 133 Tage

Von nun an setzt das Baby Speck an und legt damit pro Woche fast 100 Gramm zu. Die Hirnwindungen entwickeln sich, und damit auch die bewusste, differenzierte Wahrnehmung. Es kann auf Geräusche und Bewegungen reagieren – vielleicht haben Sie schon festgestellt, dass Sie es mit einem kleinen Schubs aufwecken können? Das dürfen Sie ruhig ab und zu versuchen, es schadet dem Kind nicht.

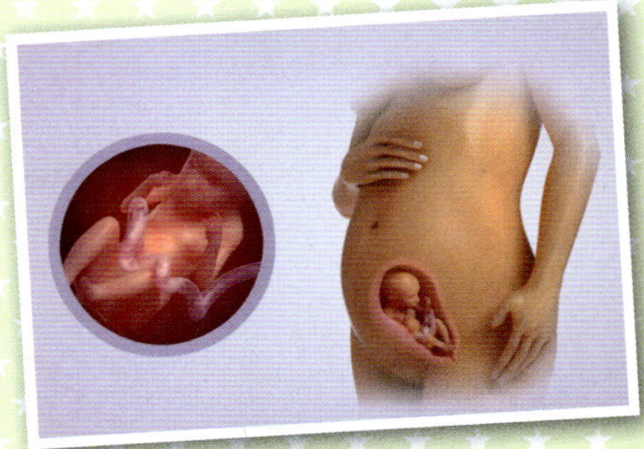

Größe in der Hocke vergleichbar mit einem großen Granatapfel, ca. 26–27 cm bei 400–450 g

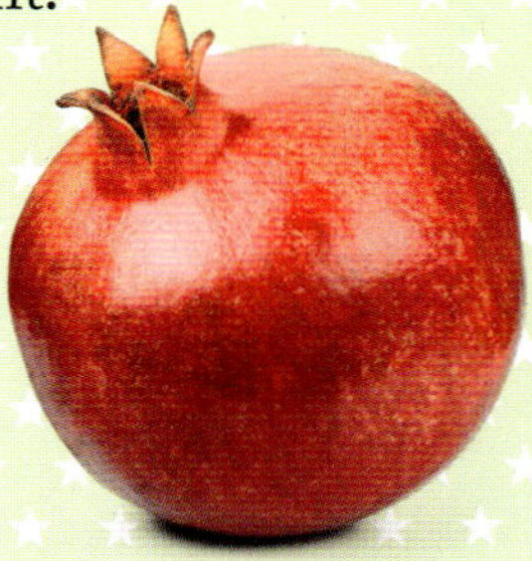

Was mit dem Baby passiert

24+0 bis 27+6 SSW

So geht's dem Baby
Die Grenze der Lebensfähigkeit ist erreicht. Ihr Baby setzt immer mehr Speck an, die Haut wird straffer und die Sinnesorgane arbeiten zunehmend.

So geht's mir
Es geht Ihnen immer noch recht gut, obwohl der Bauch deutlich wächst; Sie beginnen zu ahnen, dass es bald beschwerlicher werden könnte.

Daran muss ich denken
- 5. Vorsorgetermin vereinbaren
- Zuckerbelastungstest (OGTT) durchführen lassen
- Infoveranstaltungen in Geburtskliniken oder Geburtshäusern besuchen

Jede Woche einen Querfinger höher

Mit jeder Woche steigt die Gebärmutter um etwa einen Zentimeter höher in Richtung Brustkorb, was Sie mit dem Referenzpunkt Bauchnabel auch gut selbst nachvollziehen können. Ernste Beschwerden sind für diese Schwangerschaftswoche untypisch, abgesehen von dem bereits erwähnten Mutterbandziehen, den beginnenden Ödemen, Wadenkrämpfen und vielleicht Verdauungsschwierigkeiten – alles jedoch Dinge, die Sie inzwischen kennen und einzuschätzen gelernt haben.

Wie schön! Endlich sind Sie in der Schwangerschaft »angekommen« …

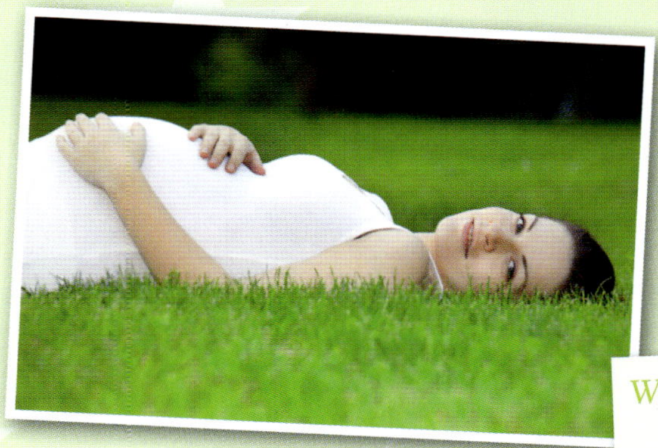

Meilenstein

Ab heute
wäre das Baby
bei Geburt
lebensfähig!

Geburtsvorbereitungskurse – für jeden das Richtige

Geburtsvorbereitungskurse dauern in der Regel zehn Stunden und sollten vier Wochen vor dem errechneten Termin abgeschlossen sein.

- Wenn Sie der Empfehlung einer Freundin folgen, melden Sie sich rechtzeitig an.
- Wenn Sie noch keine Empfehlung haben, fragen Sie Ihren Frauenarzt oder erkundigen Sie sich in Ihrer Geburtsklinik – häufig bieten die dortigen Hebammen Kurse an. Diese haben den Vorteil, dass Sie Genaueres über die Abläufe in der gewählten Klinik erfahren können.

Für Eilige werden übrigens »Crashkurse« an einem Wochenende angeboten und für Zweitgebärende »Refresher-Kurse«; es gibt sowohl Partner-Kurse als auch Kurse nur für Mütter. Je früher Sie sich kümmern, desto größer die Auswahl.

Entspannende Badepralinen

Das wird benötigt: 200 g Kakaobutter • 75 g Natron • 25 g Zitronensäure • 5 Tropfen Ylang-Ylang-Öl • 30 Tropfen Lavendelöl • 10 Tropfen Majoranöl • 100 g Milchpulver • Mini-Muffinform mit passenden Papierförmchen • Dekoration nach Wunsch (z. B. Zuckerperlen oder -würfel, Kandiszucker usw.) *Für ca. 24 Pralinen, pro Bad ein bis zwei Pralinen*

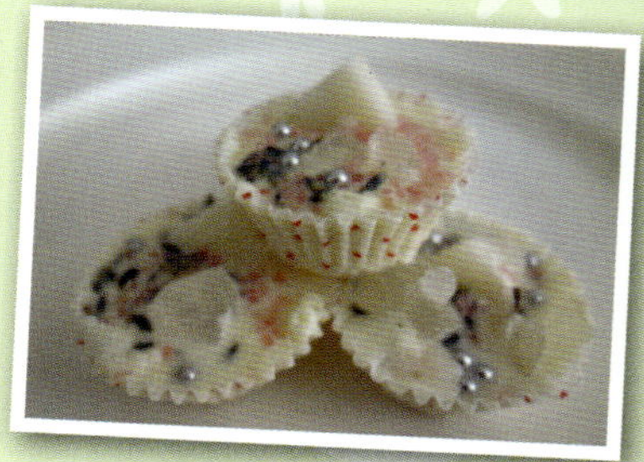

So wird's gemacht:

- 24 Papierförmchen in die Mini-Muffinform legen.
- Kakaobutter im Wasserbad schmelzen.
- Natron und Zitronensäure in einer kleinen Schüssel mischen.
- Kakaobutter etwas abkühlen lassen und die ätherischen Öle einrühren. Nach und nach das Milchpulver untermischen bis alle Klümpchen verschwunden sind.
- Zuletzt die Natron- und Zitronensäuremischung hinzugeben.
- Die einzelnen Förmchen zu ca. drei Viertel füllen.
- Wenn die Pralinenoberfläche auszuhärten beginnt, nach Wunsch dekorieren.

Hinweis: Der Duft ist anfangs sehr stark, verflüchtigt sich aber bei den fertigen Pralinen.

Wellness

Typische Inhalte eines Geburtsvorbereitungskurses

- Informationen zum Schwangerschaftsverlauf
- Entspannungsübungen und Partnermassagen
- Informationen zu unterschiedlichen Entbindungstechniken
- Atemtechniken während der Geburt
- Schmerzlinderung unter der Geburt
- Informationen zum Stillen, zur Säuglingspflege und zum Beckenbodentraining

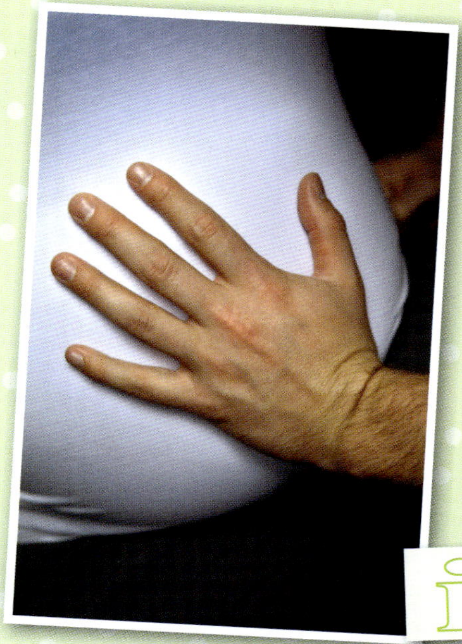

Ofenmangold

Ein Rezept für 2 Personen mit besonders viel Magnesium.

So wird's gemacht:

- Ofen auf 160 °C vorheizen.
- Mangold waschen und putzen, in Salzwasser kurz blanchieren und abgetropft in eine Kasserolle geben.
- Tomaten und Feta würfeln und auf dem Mangold verteilen. Sonnenblumenkerne darüberstreuen.
- Aus Olivenöl, Knoblauch, Kräutern, Salz und Pfeffer eine Marinade herstellen und über das Gemüse geben.
- Im Ofen ca. 15 Minuten überbacken. Nach Backen mit etwas Zitronensaft beträufeln.
- Dazu Pasta (z. B. Farfalle) oder Vollkornbrot reichen.

Zutaten

- 1 kg Mangold
- 300 g reife Tomaten
- 150 g Fetakäse aus pasteurisierter Milch
- 3 EL Sonnenblumenkerne
- 4 EL Olivenöl
- 1 Knoblauchzehe
- frische Kräuter (z. B. Thymian, Oregano)
- Salz und Pfeffer
- Zitronensaft
- Pasta oder Vollkornbrot

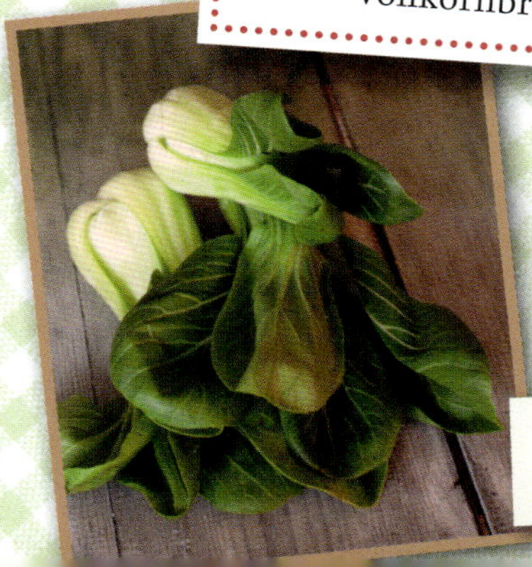

Der »Birth-Plan«

Im angelsächsischen Raum, immer öfter auch in Deutschland, wird den Schwangeren in Geburtsvorbereitungskursen geraten, in einem »Geburtsplan« schriftlich festzulegen, wie sie sich die Geburt vorstellen – von gewünschten Begleitpersonen über Schmerzlinderung bis hin zur Gebärposition.

In deutschen Geburtseinrichtungen, wo Hebammen die primäre Geburtsbegleitung übernehmen, sind diese »Birth-Plans« eigentlich überflüssig. Es stellt sich die Frage, ob eine schriftlich fixierte Erwartungshaltung im Zweifel die Mutter nicht unnötig unter Druck setzt. Keine Geburt ist planbar, die richtigen Entscheidungen ergeben sich erst aus den Momenten heraus – auch dafür sollte Sie ein guter Vorbereitungskurs wappnen!

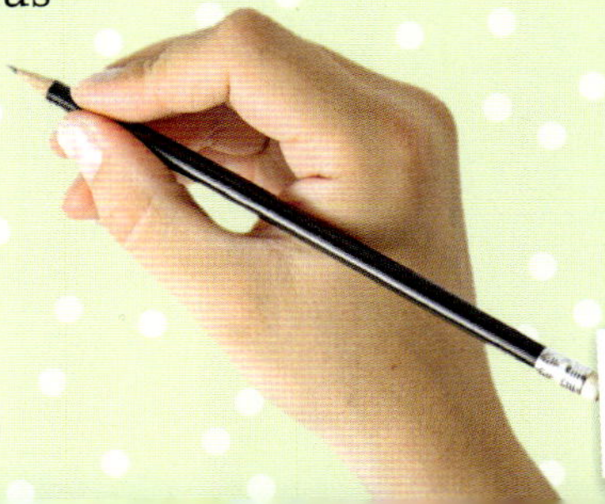

Magnesiumreiche Lebensmittel

- Vollkornprodukte wie z. B. Hirse
- Nüsse
- Hülsenfrüchte
- Sonnenblumenkerne und Leinsamen
- Mangold und grünes Blattgemüse
- Datteln
- Zartbitterschokolade

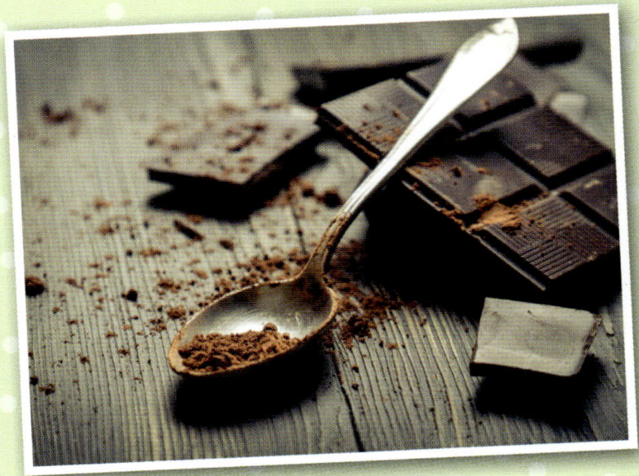

Zartbitterschokolade enthält verhältnismäßig viel Magnesium. Trotzdem sollten Sie sie nur in Maßen genießen.

Was ist eigentlich eine Doula?

Ein anderer Trend ist die Doula (von altgriechisch »Dienerin«, »Magd«). Dahinter steht die Idee, dass Schwangeren heutzutage oft die Geborgenheit eines liebevoll-erfahrenen Umfelds fehlt und sich auch die werdenden Väter manchmal mit ihrer ungewohnt neuen Rolle (zu Hause und im Kreißsaal) überfordert fühlen.

- Eine Doula versteht sich als Schwangerschafts-, Geburts- und Wochenbettbegleiterin, die der jungen Mutter (und dem Vater) in all diesen Situationen fachkundig zur Seite steht.
- Diese Unterstützung ist explizit nicht medizinisch (im Gegensatz zur Hebamme), sondern freundschaftlich-erfahren und begleitend.
- Voraussetzung für die Ausbildung zur Doula ist die Geburt mindestens eines eigenen Kindes.

Genauere Informationen finden Sie unter *www.doulas-in-deutschland.de*

Wie man vorzeitige Wehen erkennt

»Übungswehen« sollten Sie nicht beunruhigen – diese schmerzlosen Verhärtungen der Gebärmutter können ab der 20. Schwangerschaftswoche mehrmals pro Tag auftreten.

- Bis zu zwei bis drei solcher Kontraktionen pro Stunde sind normal – solange sie nicht deutlich schmerzhaft sind, keinen Druck im Becken aufbauen und nicht mit Blutungen oder deutlich verändertem Ausfluss einhergehen.
- Magnesium entspannt die Gebärmuttermuskulatur.

Verändert sich Ihr Ausfluss auch ohne Kontraktionen (wird gelb, grünlich, bröckelig oder riecht unangenehm), sollten Sie den Frauenarzt aufsuchen, damit eine eventuelle Infektion rechtzeitig behandelt werden kann.

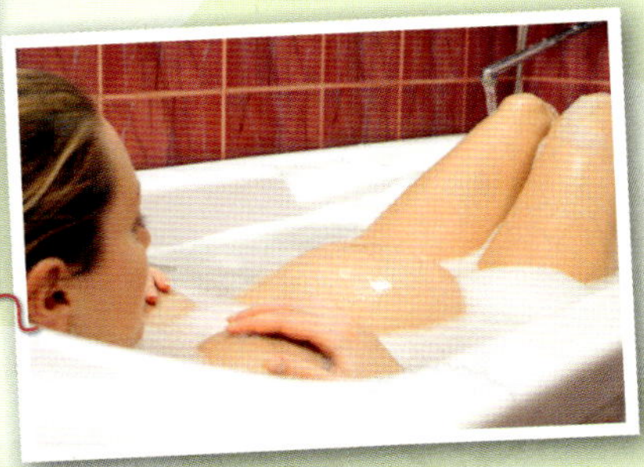

Nehmen Sie ein Bad, falls Sie sich nicht sicher sind, ob es sich um echte oder um Übungswehen handelt. Übungswehen sollten innerhalb von 15–20 Minuten nachlassen.

Ratschläge für mich

Bauchband

Das wird benötigt:

(ehemals) eng sitzendes, sehr elastisches T-Shirt oder Trägertop
• Schere • Nähmaschine, Garn

Mit wachsendem Schwangerschaftsbauch ist ein Bauchband ein Basic, das in keiner Schwangerschaftsgarderobe fehlen darf.

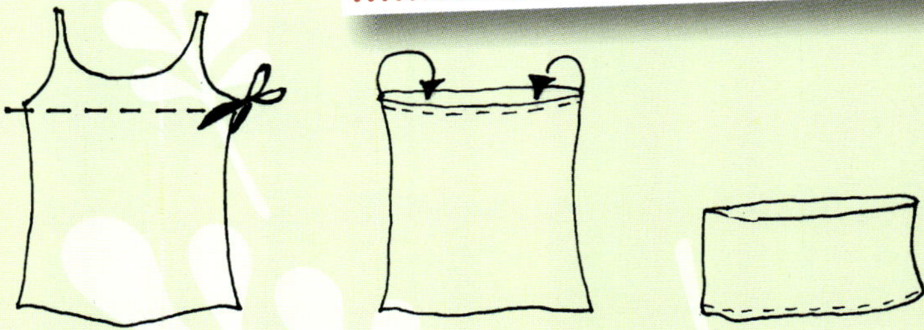

So wird's gemacht:

- Ärmel und Ausschnitt des Hemdes mit einem geraden Querschnitt abtrennen.
- Die Schnittkante nach innen bügeln.
- Stoffschlauch mittig umfalten, sodass die ehemalige T-Shirt-Unterkante und die neu umgebügelte Kante aufeinanderliegen.
- Mit Zickzackstich zusammennähen.

Sorge um eine Frühgeburt

9 % der Babys in Deutschland werden zu früh – d. h. vor der 38. Schwangerschaftswoche – entbunden. Die häufigsten Ursachen für vorzeitige Wehen, Muttermundverkürzung oder vorzeitigen Blasensprung sind

- anatomische Schwachstellen der Gebärmutter
- aufsteigende Infektionen
- Mehrlingsschwangerschaften
- psychosoziale Belastungen

Die Vorsorgetermine beim Frauenarzt zielen unter anderem darauf ab, diese Risikofaktoren auszuschließen; deshalb wird regelmäßig nach dem Muttermund getastet, der Ausfluss mikroskopisch untersucht und später der Wehenschreiber (CTG) angelegt.

Der Darm wacht auf

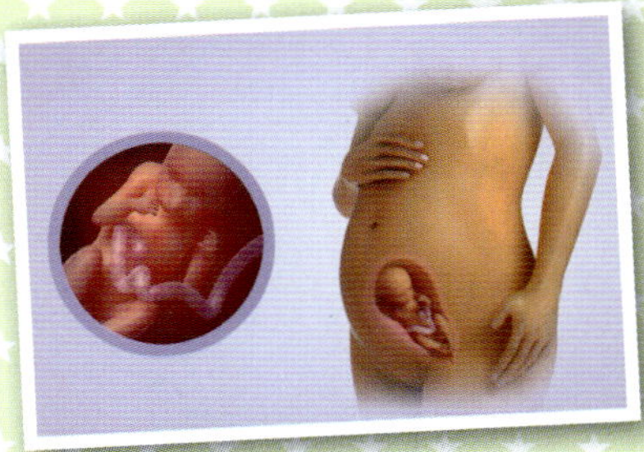

In dieser Woche beginnt die Darmtätigkeit des Babys: Nährstoffe aus dem Fruchtwasser werden aufgenommen und Unverdauliches gesammelt. Dieser Darminhalt (z. B. Zellreste, die mit dem Fruchtwasser geschluckt werden, sowie Bestandteile der Verdauungssäfte, die jetzt schon in der Leber gebildet werden) wird im Regelfall nicht im Mutterleib, sondern erst in den ersten Lebenstagen als sogenanntes »Kindspech« oder Mekonium abgesetzt.

Größe in der Hocke nun vergleichbar mit einer Papaya, ca. 29 cm bei ca. 500 g

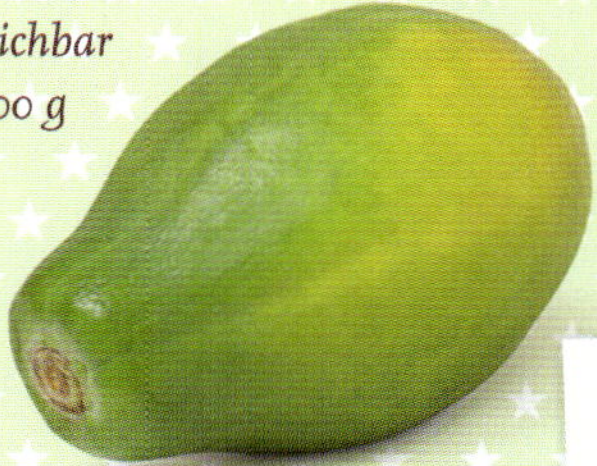

Mach mal Pause!

Das Wachstum der Gebärmutter ist nicht nur auf das Baby zurückzuführen – auch die Fruchtwassermenge nimmt zu. Inzwischen sind es etwa 700 ml, die zum größten Teil von den kindlichen Nieren und nicht mehr wie in den ersten Monaten vom Mutterkuchen produziert werden. Es treten immer öfter Phasen auf, in denen die Gebärmutter bretthart wird. Dies muss Sie nicht zwingend besorgen – siehe die »Ratschläge« auf Seite 139. Denken Sie an ausreichend Magnesium zur Entspannung der Muskulatur – und genügend Ruhepausen!

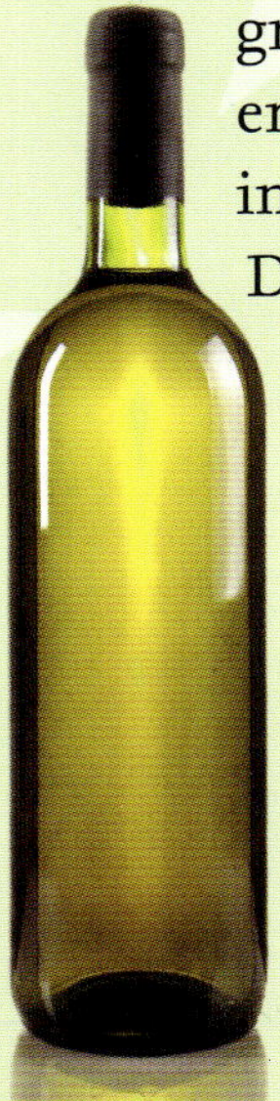

700 ml Fruchtwasser befinden sich nun in der Fruchtblase – das entspricht in etwa dem Inhalt einer Weinflasche!

Die lästig verstopfte Nase

Wieder ist die Gebärmutter um einen Querfinger höher gewachsen, und Sie freuen sich über die regelmäßigen Lebenszeichen, die Ihnen der kleine Zwerg schickt. Sie fühlen sich rundum wohl – abgesehen möglicherweise von einer lästig verstopften Nase. Nicht selten leiden werdende Mütter unter einer chronischen Nasenschleimhautschwellung, der sogenannten Schwangerschaftsrhinitis. Insbesondere nachts ist es störend, gar keine Luft mehr zu bekommen. Auf S. 122 finden Sie Tipps, was Sie dagegen tun können.

Da es Ihnen momentan so gut geht, sollten Sie sich überlegen, noch mal schön zu verreisen!

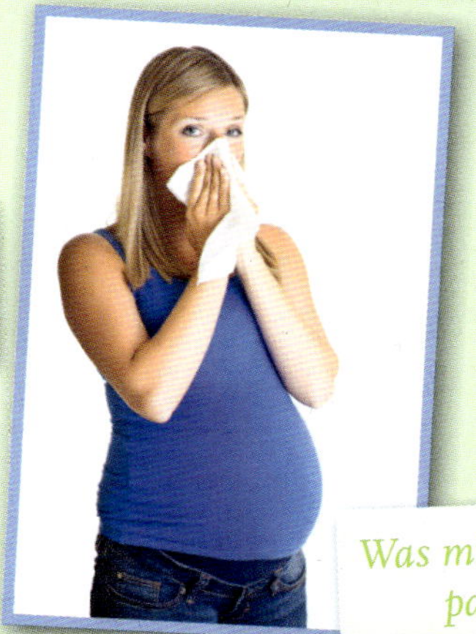

Eine verstopfte Nase in der Schwangerschaft heißt nicht unbedingt, dass Sie sich erkältet haben.

Was mit mir passiert

Die Grenze der Lebensfähigkeit

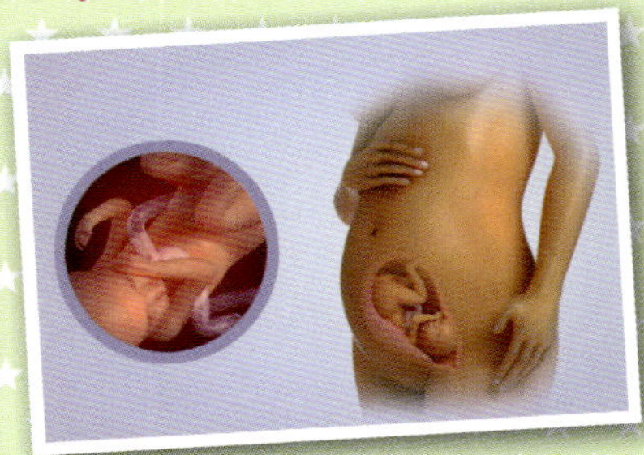

Gebettet in sein warmes Bad, hat das Kind einen regelrechten Schlaf-Wach-Rhythmus entwickelt. Es schläft mindestens 16 Stunden pro Tag und macht sich in den wachen Stunden (auch nachts) deutlich bemerkbar.

Die Organreifung schreitet fort, insbesondere die Lunge des Babys entwickelt sich entscheidend weiter. Die moderne Frühgeborenenmedizin bezeichnet Feten ab dieser Woche als »an der Grenze der Lebensfähigkeit«. Käme das Baby diese Woche auf die Welt, könnte es mit entsprechender intensivmedizinischer Versorgung eventuell schon gesund überleben.

Größe in der Hocke vergleichbar mit einer Grapefruit, ca. 30 cm bei ca. 550 g

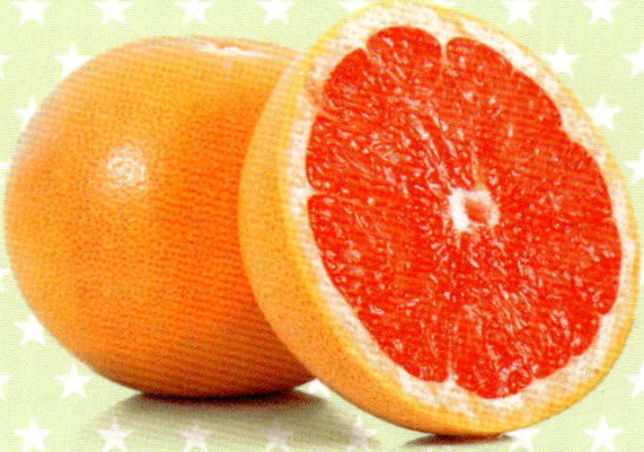

Tipps gegen die verstopfte Nase

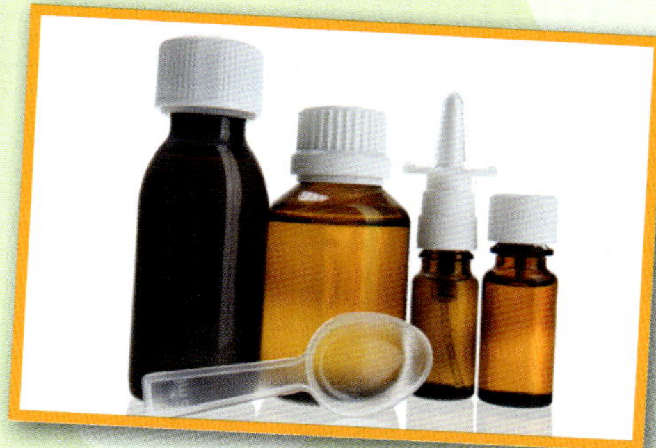

Spülungen und Nasenspray verschaffen Abhilfe bei verstopfter Nase.

Völlig unbedenklich sind

- Nasenpflaster aus der Apotheke
- Kochsalznasensprays
- Spülungen oder Nasenöle

Hilft das alles nichts, können Sie auch hin und wieder (insbesondere nachts) zu niedrig dosierten Nasensprays greifen (z. B. »Nasic« für Kinder, bestenfalls nur einseitig sprühen). Vorsicht: Bei zu häufiger Anwendung kann es zu einer Gewöhnung und Austrocknung der Nasenschleimhaut kommen!

Ratschläge für mich!

Ombré Pestemal als Strandtuch, Pareo oder Schal

Dieses große Hamamtuch können Sie nach dem Urlaub als leichte Decke oder als Umhang beim Stillen in die Wickeltasche packen.

Das wird benötigt:

• weißes Hamamtuch (Pestemal, zu beziehen im Internet als Hamam-Zubehör) • waschechte Textilfarbe • Salz • Fixierpulver (wenn nicht mit der Textilfarbe mitgeliefert) • 2 große, rechteckige Plastikwannen oder -schalen • Handschuhe • Besenstiel • Wäscheklammern • Stühle

So wird's gemacht:

- Das Pestemal anfeuchten.
- Je nach gewünschtem Farbverlauf mit den Enden oder der Mitte zuerst mittig gefaltet auf einen Besenstiel aufrollen.
- Den Besenstiel zwischen zwei Stühlen fixieren.
- Farbbad nach Anleitung herstellen und in eine der beiden Plastikwannen geben.
- Schale zwischen die Stühle stellen, den Pestemal so weit wie eine Färbung gewünscht vom Besenstiel ins Farbbad abrollen.
- Jetzt schrittweise – für die hellste Stelle sofort, dann immer langsamer – durch Drehung des Besenstiels aus dem Farbbad ziehen. Die letzten 10 cm mehrere Minuten lang im Bad lassen.
- Zum Ausspülen ca. 3 Liter klares Wasser in das zweite Becken geben und das Tuch bis zur gewünschten Färbegrenze hineinlegen. Noch weißer Stoff wird dadurch ganz hell eingefärbt, überschüssige Farbe ausgewaschen. Tuch einige Minuten in dem Bad lassen.
- Zum Schluss unter reichlich fließendem Wasser ausspülen und trocknen lassen.

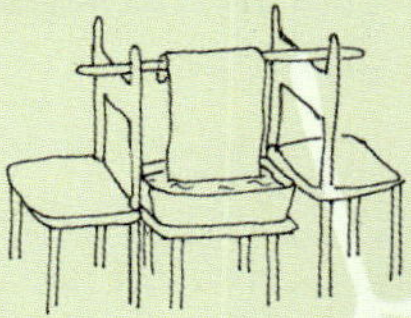

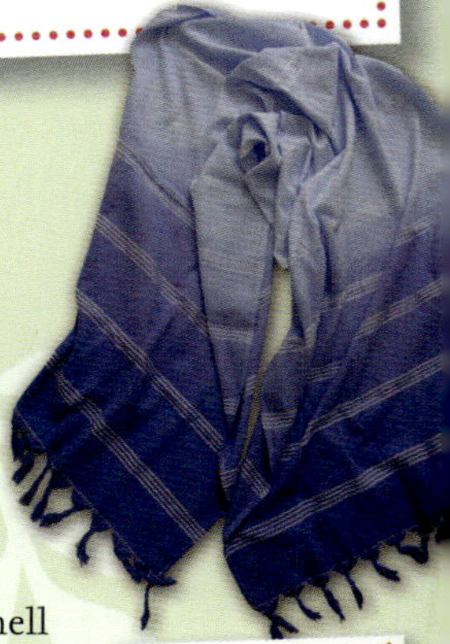

Noch mal eine Reise ohne Baby planen …

Die nächsten Wochen sind der ideale Reisezeitraum: Die Wahrscheinlichkeit einer Schwangerschaftskomplikation ist sehr gering und auch Flugreisen sind noch erlaubt. Ihre Gesundheit und die des Babys dürfen Sie aber nicht aufs Spiel setzen. Unter *www.tropeninstitut.de/reisetipps/schwangerschaft.php* finden Sie viele interessante Informationen.

Sie sollten generell

- keine Extremtouren planen.
- nicht unbedingt in exotische Länder reisen. Infektionskrankheiten – von Magen-Darm-Infekten bis Malaria – können Ihnen und dem Baby schaden.
- keinen 24-Stunden-Flugmarathon antreten. Das Thromboserisiko in der Schwangerschaft ist um etwa das 30-Fache erhöht!
- eine Reiserücktrittsversicherung und gegebenenfalls eine Auslandskrankenversicherung abschließen.

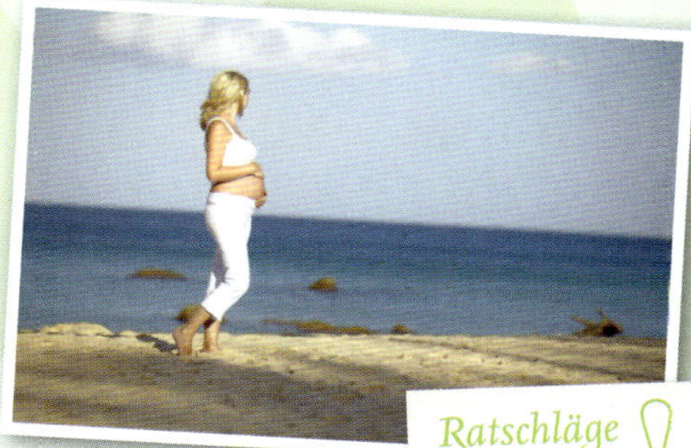

Sie wollen noch mal an den Strand? Jetzt ist die perfekte Zeit dafür!

Ratschläge für mich !

Checkliste für Schwangere im Flugzeug

- O Sitzplatz mit viel Beinfreiheit buchen
- O Stützstrümpfe tragen
- O häufig aufstehen, Wadenmuskelübungen machen, Beine hochlegen
- O Sitzgurt immer anlegen
- O sehr viel Wasser trinken

Ratschläge für mich !

Was ist bei der Planung einer Flugreise zu beachten?

- Bis zur 28. Schwangerschaftswoche gibt es bei den großen Fluggesellschaften keine Sonderbestimmungen für werdende Mütter.
- Nach der 28. Schwangerschaftswoche bis einschließlich der 35. Schwangerschaftswoche sollten Sie vorsichtshalber eine »Flugtauglichkeitsbescheinigung« vom Frauenarzt mit sich führen.
- Ein Flugzeug muss, wenn eine Geburt an Bord droht, notlanden. Deshalb werden Schwangere in der Regel ab der 36. Schwangerschaftswoche nicht mehr befördert.

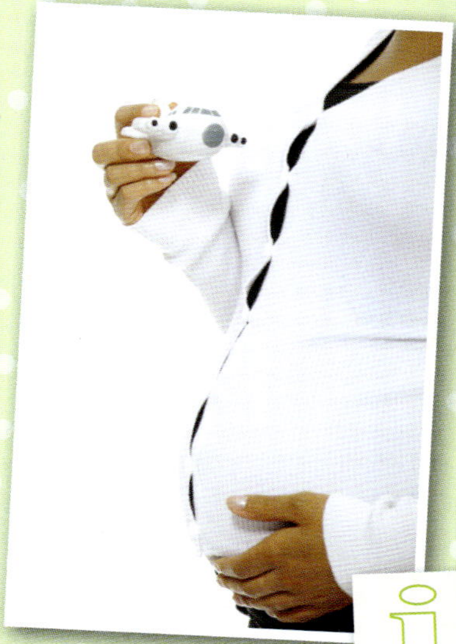

Den Aufsteller bitte wenden – weiter geht's auf S. 134!

Rubriken

Monatsübersichten

Checklisten

Rezepte

Basteln

Wellness

Register

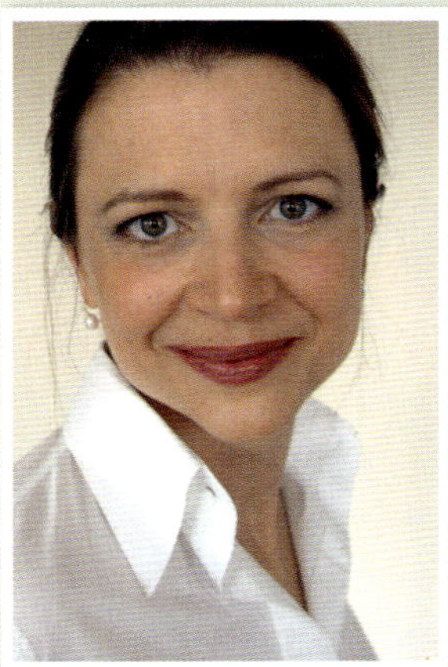

Über die Autorin

Nach einem Bachelor of Arts-Abschluss an der Duke University, USA, studierte Susanne Müller-Egloff Humanmedizin an der medizinischen Fakultät der LMU München. Studienaufenthalte führten sie nach Paris, Rochester, Boston und Durham. Die Facharztausbildung zur Frauenärztin absolvierte sie an der Klinik und Poliklinik für Frauenheilkunde und Geburtshilfe – München Großhadern. In dieser Zeit beschäftigte sie sich intensiv mit der Perinatalmedizin, u.a. als Koautorin für Fachliteratur in Ultraschalldiagnostik und Geburtshilfe. Seit der Geburt ihrer drei Kinder arbeitet sie auch in freier Praxis in München.

Bildnachweis

Cover: Fotolia/Malena und Philipp K, Fotolia/Ruth Black, Fotolia/Jamey Ekins, Fotolia/dalaprod, Fotolia/Ruth Black, Getty Images/Thinkstock.

Innen: S. 2: Getty Images/Thinkstock; S. 4: Fotolia/Sandy Schulze; S. 5: Fotolia/JPC-PROD; S. 6: Fotolia/Monkey Business; S. 7: Fotolia/Sagittaria; S. 8: Fotolia/lom123; S. 9: Fotolia/Sashkin; S. 11: Fotolia/CandyBox Images, Fotolia/msk.nina; S. 12: Getty Images/Science Picture Co., privat; S. 13: Getty Images/Science Picture Co., Fotolia/Vitaly Krivosheev; S. 15: privat, Fotolia/Elena Schweitzer; S. 16: Fotolia/Andrzej Wilusz; S. 17: Fotolia/Malyshchyts Viktar, Fotolia/Thomas Francois; S. 18: Fotolia/Dudarev Mikhail; S. 19: Fotolia/matka_Wariatka; S. 21: privat, Fotolia/K.-U. Häßler; S. 23: privat, Getty Images/Science Picture Co., Fotolia/Elena Schweitzer; S. 24: Fotolia/drubig-photo; S. 25: Fotolia/Tsuboya; S. 27: Fotolia/contrastwerkstatt; S. 28: privat; S. 29: Getty Images/Science Picture Co., Fotolia/volff; S. 30: Fotolia/PhotographyByMK; S. 31: Fotolia/WavebreakmediaMicro; S. 32: privat; S. 33, 34: Getty Images/Dorling Kindersley; S. 35: Fotolia/Zakharov Evgeniy; S. 37: Getty Images/Science Picture Co., Getty Images/Thinkstock; S. 38: Fotolia/silo07; S. 39: Fotolia/contrastwerkstatt; S. 40: Fotolia/lilo, Fotolia/FM2; S. 41: Fotolia/Vladimir Mucibabic; S. 42: Fotolia/Manfred Ament; S. 43: Getty Images/Science Picture Co., Fotolia/AK-DigiArt; S. 44: Fotolia/abcmedia; S. 45: Fotolia/nyul; S. 46: Fotolia/Hannes Eichinger; S. 47: Fotolia/Lilyana Vynogradova; S. 48: privat; S. 51: Getty Images/Science Picture Co., Fotolia/margo555; S. 52: Fotolia/Cristian Ciobanu; S. 53: Fotolia/Joanna Zielinska; S. 54: Fotolia/dalaprod; S. 55: Fotolia/jeff Metzger; S. 56: Fotolia/ampFotoStudio.com; S. 57: Getty Images/Science Picture Co., Fotolia/Dionisvera; S. 58: Fotolia/Ghen; S. 59: Fotolia/Pekchar; S. 60: Fotolia/Jamey Ekins; S. 61, 62: Getty Images/Thinkstock; S. 63: Fotolia/Frog 974, Fotolia/nikkytok; S. 64: Getty Images/Science Picture Co., Fotolia/Andrzej Tokarski; S. 66: Fotolia/Marc Dietrich; S. 67: Fotolia/Guy Shapira; S. 68: Fotolia/m.u.ozmen; S. 69: Fotolia/Coprid; S. 71: Getty Images/Science Picture Co., Fotolia/Ewa Brozek; S. 73: Fotolia/Jan Engel; S. 75: Getty Images/Thinkstock; S. 76: Fotolia/Dionisvera; S. 77: privat; S. 79: Getty Images/Science Picture Co., Fotolia/atoss; S. 80: Fotolia/twixx; S. 81: Fotolia/Monkey Business; S. 82: Fotolia/Heike Rau; S. 83: Fotolia/Printemps; S. 85: Fotolia/vadim yerofeyev; S. 86: iStockphoto/Kerstin Waurick; S. 87: Fotolia/detailblick; S. 89: Fotolia/ExQuisine; S. 90: privat; S. 92: Getty Images/Science Picture Co., Fotolia/Denis Dryashkin; S. 93: privat; S. 94: Fotolia/stockWERK; S. 95: Fotolia/Syda Productions; S. 96: Fotolia/Stephan Koscheck; S. 97: Fotolia/ampFotoStudio.com; S. 99: Getty Images/Science Picture Co., Fotolia/Elena Schweitzer; S. 100: Getty Images/Thinkstock; S. 101: Fotolia/PhotoSG; S. 102: Fotolia/Hannes Eichinger; S. 103: privat; S. 104: Fotolia/Zakharov Evgeniy; S. 107: Getty Images/Science Picture Co., Fotolia/atoss; S. 108: Fotolia/Andriy Bezuglov; S. 109: Fotolia/emmi; S. 110: Getty Images/Thinkstock; S. 111: Fotolia/pressmaster; S. 112: Fotolia/blende40; S. 113: Getty Images/Science Picture Co., Fotolia/Anna Sedneva; S. 114, 116: Getty Images/Thinkstock; S. 117: Fotolia/Andrey57641; S. 120: Getty Images/Science Picture Co., Fotolia/Gresei; S. 121: Fotolia/mathom; S. 122: Fotolia/Ramona Heim; S. 123: Fotolia/Hannes Eichinger; S. 124: Fotolia/Piotr Marcinski; S. 135: privat; S. 136: Getty Images/Science Picture Co., Fotolia/Giuseppe Porzani; S. 137: Fotolia/markrubens; S. 139: Fotolia/Andrey Bandurenko; S. 140: Getty Images/Thinkstock; S. 141: Fotolia/Doris Heinrichs; S. 142: privat; S. 145: Getty Images/Science Picture Co., Fotolia/Olaf Schulz; S. 146: Fotolia/darren whittingham; S. 147: Fotolia/yakovlev; S. 148: Fotolia/DOC RABE Media; S. 149: Fotolia/olly; S. 150: Getty Images/Science Picture Co., Fotolia/dimakp; S. 151: Fotolia/Daisy Daisy; S. 152, 153: Fotolia/lassedesignen; S. 154: Fotolia/Brian Jackson; S. 156: privat; S. 157: Getty Images/Science Picture Co., Fotolia/Mara Zemgaliete; S. 158: Fotolia/apops; S. 159: Fotolia/Marcus Klepper; S. 163: privat; S. 164: Getty Images/Science Picture Co., womue; S. 165: Fotolia/TwilightArtPictures; S. 166: Fotolia/Oksana Kuzmina; S. 167: Fotolia/WavebreakMediaMicro; S. 168: Fotolia/Rafa Irusta; S. 170: privat; S. 173: Getty Images/Science Picture Co., Fotolia/Natika; S. 175: Getty Images/Thinkstock; S. 177: privat; S. 178: Getty Images/Science Picture Co., Fotolia/cvalle; S. 179: Fotolia/bonninturina; S. 180: Fotolia/VRD; S. 182: picture alliance/KEYSTONE, picture alliance/picture alliance, picture alliance/dpa, picture alliance/dpa; S. 183: Getty Images/Thinkstock; S. 184: privat; S. 185: Getty Images/Science Picture Co., Fotolia/KingPhoto; S. 186: Getty Images/Thinkstock; S. 187: Fotolia/diego cervo; S. 188: Fotolia/apops; S. 189: Getty Images/Thinkstock; S. 190, 191: privat; S. 192: Fotolia/gertrudda; S. 193: Fotolia/Superingo; S. 194: Fotolia/kasjato; S. 197: picture alliance/Stephan Scheuer; S. 198: privat; S. 200: Getty Images/Science Picture Co., Fotolia/L.Klauser; S. 201: Fotolia/lom123; S. 202: Fotolia/nmcandre; S. 203: Fotolia/Ilike; S. 204: privat; S. 205: Getty Images/Thinkstock; S. 206: Getty Images/Science Picture Co., Fotolia/picsfive; S. 208: Getty Images/Thinkstock; S. 209: Fotolia/Michael Tewes; S. 210: Fotolia/Friday; S. 211: Fotolia/unpict; S. 212: Getty Images/Thinkstock; S. 214: Getty Images/Science Picture Co., Fotolia/L.Klauser; S. 215: Fotolia/lumen-digital; S. 217: Fotolia/iofoto; S. 220: Getty Images/Science Picture Co., Fotolia/Swapan; S. 221: Fotolia/pegbes; S. 222: Fotolia/thingamajiggs, Fotolia/S.Kobold; S. 225: Fotolia/Momentum; S. 226: privat; S. 228: Getty Images/Science Picture Co., Fotolia/fotomatrix; S. 229: Getty Images/Thinkstock; S. 230: Fotolia/S.Kobold; S. 232: Fotolia/Heike Rau; S. 235: Getty Images/Science Picture Co., Fotolia/konok1a; S. 236: Getty Images/Thinkstock; S. 237: Fotolia/Dan Race; S. 238: Getty Images/Thinkstock; S. 239: Fotolia/Jiri Hera; S. 240: Fotolia/pinkpueblo, privat; S. 241: Getty Images/Science Picture Co., Fotolia/John Carleton; S. 242: Getty Images/Thinkstock; S. 243: Fotolia/michaeljung; S. 244: Fotolia/D.aniel; S. 245: Getty Images/Thinkstock; S. 246: Fotolia/pink candy; S. 247: Fotolia/Uwe Grötzner; S. 248: Fotolia/lom123, Fotolia/Elena Schweitzer; S. 249: Fotolia/Andrew Bayda; S. 250: Fotolia/erbephoto; S. 251: Fotolia/Joachim Opelka; S. 253: Fotolia/Thomas Francois; S. 254: Fotolia/kostrez; S. 255: Fotolia/Wladimir Wetzel; S. 256: Fotolia/Malena und Philipp K, Fotolia/Ruth Black, Fotolia/Jamey Ekins, Fotolia/dalaprod, Fotolia/Ruth Black, Getty Images/Thinkstock.

Bezugsquellen

www.dragonspice.de, www.nazar-wellness.de, www.peppauf.de, www.wollknoll.eu

Die im Buch veröffentlichten Ratschläge wurden mit größter Sorgfalt erarbeitet und geprüft. Eine Garantie kann jedoch nicht übernommen werden. Ebenso wird eine Haftung für Personen-, Sach- oder Vermögensschäden ausgeschlossen.

Stand: Januar 2014

Grafische Gestaltung: Eva Schindler
Printed by Tien Wah Press
ISBN 978-3-8458-0087-5

www.arsedition.de

FSC www.fsc.org
MIX
Papier aus verantwortungsvollen Quellen
FSC® C012700